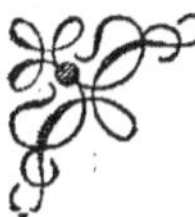

# L'ÉLECTRICITÉ

APPLIQUÉE

## A LA THÉRAPEUTIQUE CHIRURGICALE

ET EN PARTICULIER

AU TRAITEMENT DES ACCIDENTS PRODUITS

PAR

## LES INHALATIONS D'ÉTHER ET DE CHLOROFORME

### Par M. le Docteur J. ABEILLE

Chevalier de la Légion d'honneur, ancien médecin de l'hôpital du Roule,
lauréat de l'Institut de France,
deux fois lauréat de l'Académie impériale de médecine,
lauréat de la Société de médecine de Toulouse
et de l'hôpital d'instruction du Val-de-Grâce,
membre de la Société de médecine pratique, membre des Sociétés
de médecine de Toulouse, Bordeaux, Lyon,
Marseille, Dijon, etc.

## PARIS

J.-B. BAILLIÈRE ET FILS,

LIBRAIRES DE L'ACADÉMIE IMPÉRIALE DE MÉDECINE

19, rue Hautefeuille, près le boulevard Saint-Germain.

1870

# L'ÉLECTRICITÉ



APPLIQUÉE

## A LA THÉRAPEUTIQUE CHIRURGICALE

ET EN PARTICULIER

AU TRAITEMENT DES ACCIDENTS PRODUITS

PAR

## LES INHALATIONS D'ÉTHER ET DE CHLOROFORME

# OUVRAGES DE L'AUTEUR.


1. Traité des hydropisies et des kystes, ou des collections séreuses et mixtes dans les ca-
vités closes naturelles et accidentelles. Paris, 1852. Un vol. in-8° de 636 pages. —
Honoré d'un prix de 2,000 francs par l'Institut de France.
2. Etudes cliniques sur la paraplégie indépendante de la myélite, son histoire, son traitement. Paris, 1850. In-8°. — Prix de l'Académie impériale de médecine.
3. Du tartre stibié à haute dose dans les maladies. — Prix de l'Académie impériale de médecine.
4. Mémoire sur les injections iodées dans les maladies chirurgicales. Paris, 1849. In-8°.
— Prix de la Société de médecine de Toulouse.
5. Des injections iodées dans le traitement des abcès symptomatiques de lésions osseuses.
Paris, 1854. In-8°.
6. Sepulcretum, ou recueil d'observations curieuses et de mémoires de l'auteur.
7. Des variations des parties constituantes du sang dans diverses maladies. (*Revue médicale*.
Paris, 1849.
8. Mémoire sur les effets thérapeutiques de la gomme-gutte à doses ordinaires et à hautes
doses. (*Gazette des hôpitaux*, 1849 et 1850).
9. Procédé opératoire pour la cure des tumeurs hémorrhoïdales. (*Gazette des hôpitaux*, 1849.)
10. De l'albuminurie et de sa coïncidence avec l'amaurose. (*Gazette des hôpitaux*, 1850.)
11. Mémoire sur diverses formes de myélite chronique. (*Gazette des hôpitaux*, 1858.)
12. Expériences sur la coagulation du sang par l'électro-puncture, opération et guérison
d'un anévrysme de la sous-clavière gauche par ce procédé. (*Bull. de l'Académie de méd.*,
1849, t. XIV, p. 972, et *Gazette des hôpitaux*, 1850.)
13. Mémoire sur la péritonite partielle, les abcès iliaques et la tumeur stercorale. (*Gazette
des hôpitaux*, 1853.)
14. Des kystes péri-hépatiques séreux, purulents et hydatiques. (*Gazette des hôpitaux*, 1850.)
15. Expériences sur le sang tiré de la veine. Raisons de la fibrination et de la défibrination
du sang dans les maladies. (*Gazette des hôpitaux*, 1851.)
16. De l'influence exercée par l'engorgement de la rate, suite de fièvres paludéennes, dans
les hydropisies, et en particulier sur l'ascite. (*Gazette des hôpitaux*, 1851.)
17. Du rôle des divers états morbides intercurrents dans les épidémies des fièvres paludéennes,
leur action sur la marche et le type de la fièvre; leur importance au point de vue thérapeutique. (*Gazette des hôpitaux*, 1850.)
18. Du sulfate de strychnine dans le traitement du choléra. Paris, 1854. In-8°. (*Bull. de
l'Académie de méd.* Paris, 1854, t. XIX, p. 1003, et *Moniteur des hôpitaux*.)
19. Mémoire sur les effets du copahu et du cubèbe comme succédanés du sulfate de quinine
dans les fièvres paludéennes. (*Bull. de l'Académie de méd.* Paris, 1851, t. XVII, p. 248,
et *Gazette des hôpitaux*, 1852.)
20. Mémoire sur la thoracentèse. (*Gazette des hôpitaux*, 1853.)
21. Mémoire sur l'application de l'électricité pour combattre les constipations opiniâtres.
(*Gazette des hôpitaux*, 1854.)
22. De l'électricité comme moyen de rappeler à la vie dans la mort apparente par le chloroforme. Mémoire basé sur des expériences sur les animaux, et sur un cas remarquable sur
l'homme, adressé à l'Académie des sciences, 1850.
23. Traité des maladies à urines albumineuses et sucrées. Paris, 1863. In-8° de 735 pages. —
Mention de l'Institut.
24. De la guérison spontanée du pneumo-thorax. (*Gazette médicale de Paris*, 1867.)
25. La non-contagion du choléra. (*Gazette des hôpitaux*, 1866.)
26. Mémoire sur une méthode pour obtenir l'organisation immédiate des plaies traumatiques
et chirurgicales et pour les préserver des accidents traumatiques. (*Bull. de l'Académie
de méd.* 1867, t. XXXII, p. 1147.)
27. Traitement du croup par les inhalations de vapeur de sulfure de mercure. (*Gazette médicale de Paris*. Paris, 1867. In-8°.)
28. Mémoire sur le traitement de la diphthérie par les inhalations du sulfure de mercure.
(*Courrier médical*, 1867.)
29. Mémoire sur les tumeurs fibreuses intra et extra-utérines. (*Gazette médicale de Paris*.
1868.)
30. 3e Mémoire sur le traitement de la diphthérie par les inhalations de sulfure de mercure,
(*Gazette des hôpitaux*, 1868.)
31. Mémoire sur l'antagonisme de l'opium dans l'empoisonnement par la belladone, lu à
l'Académie de médecine. (*France médicale*, 1869.)

# L'ÉLECTRICITÉ

APPLIQUÉE

## A LA THÉRAPEUTIQUE CHIRURGICALE

ET EN PARTICULIER

AU TRAITEMENT DES ACCIDENTS PRODUITS

PAR

## LES INHALATIONS D'ÉTHER ET DE CHLOROFORME

### Par M. le Docteur J. ABEILLE

Chevalier de la Légion d'honneur, ancien médecin de l'hôpital du Roule,
lauréat de l'Institut de France,
deux fois lauréat de l'Académie impériale de médecine,
lauréat de la Société de médecine de Toulouse
et de l'hôpital d'instruction du Val-de-Grâce,
membre de la Société de médecine pratique, membre des Sociétés
de médecine de Toulouse, Bordeaux, Lyon,
Marseille, Dijon, etc.



## PARIS

J.-B. BAILLIÈRE ET FILS,

LIBRAIRES DE L'ACADÉMIE IMPÉRIALE DE MÉDECINE

19, rue Hautefeuille, près le boulevard Saint-Germain.

1870

Paris. — Imprimerie GUSSET, rue Racine, 26.

# AVANT-PROPOS.

Toute découverte scientifique subit les épreuves du temps, de l'expérience, des controverses, quelquefois de luttes passionnnées avant de devenir un fait irrévocablement établi, universellement accepté.

L'importance exceptionnelle de son but, les besoins impérieux qu'elle peut satisfaire, les avantages matériels quelle peut rapporter, peuvent, dans quelques cas, faire aboutir à une solution plus rapide, parce qu'intéressés de toutes sortes se réunissent pour son succès.

En médecine, science toute d'observation, et par cela même d'hésitation, de tâtonnement, les découvertes ne passent à l'état de fait accepté qu'après de longues années. C'est presque toujours une justice tardive qui revient à la mémoire de l'auteur, quand, par aventure, elle ne dévie pas de sa route à travers les temps et les documents.

Doué d'une indépendançe à toute épreuve et n'ayant jamais fléchi que sous la rigoureuse démonstration des faits sans nous laisser intimider par les noms ou les réputations, nous n'avons pas voulu qu'il en fût ainsi envers nous ; aussi, sans forfanterie comme sans faiblesse, nous défendons hautement notre bien envers et contre qui que ce soit avec cette force que donne le bon droit basé sur des documents authentiques, irrécusables.

L'emploi de l'électricité pour rappeler à la vie les malades en état de mort apparente par suite d'anesthésie chloroformique, nous revient sans conteste en première ligne à titre de découverte et de fait démontré.

Cette application de l'électricité vaut bien moralement celle qu'on en a faite à la transmission des dépêches; mais d'un côté, les cas de mort par le chloroforme ne sont heureusement pas assez fréquents pour tenir continuellement en éveil la sollicitude publique, même celle de la science, et de l'autre, la télégraphie électrique est d'une application trop générale, d'un intérêt trop matériel pour qu'elle n'arrivât pas rapidement à cette solution définitive que l'autre ne saurait atteindre qu'à la suite d'expériences décisives qui nécessiteront peut-être un demi-siècle d'attente.

Quoi qu'il en soit, l'épreuve est aujourd'hui fort avancée et le problème bien près d'être résolu.

En 1847, nous avions conçu l'idée d'antagonisme de l'électricité et de l'anesthésie chloroformique. Une femme sur qui nous opérions un anévrysme de la sous-clavière par l'électro-puncture, opération des plus douloureuses et des plus longues, avait été profondément anesthésiée pour la soustraire aux douleurs qu'elle devait endurer. Quatre grosses aiguilles avaient pu être implantées dans les chairs à 1 pouce de profondeur, sans qu'elle en eût conscience. Dès que l'électricité fut mise en jeu, le réveil fut subit et la perception des douleurs consécutives complète. L'antagonisme était prouvé (1).

En 1848, un an après, un jeune homme de 17 ans fut par nous soumis à l'électro-puncture pour une adénite cervicale chronique, et après avoir été préalablement et profondément endormi par le chloroforme. Aux premières secousses de l'électro-puncture, il était complétement réveillé, et il dut supporter toutes les douleurs de l'opération. Deuxième preuve de l'antagonisme de l'électricité et de l'anesthésie chloroformique (2).

Huit jours après, le même malade, et pour la répétition de la même opération, soumis aux inhalations chloroformiques d'a-

---

(1) Voir pages 1 et suivantes.
(2) Voir page 17.

près le même procédé et avec le même chloroforme que la première fois, arrive au bout de trois minutes à un état de mort imminente qui jette l'effroi parmi les parents et les confrères qui nous assistent. Nous le sauvâmes au moyen de l'électropuncture dont nous avions constaté l'antagonisme ; en cinq minutes, toutes les fonctions avaient repris leur cours normal (1).

Ici se révélait toute la puissance d'antagonisme de l'électricité pour rappeler à la vie un malade en état de mort imminente par anesthésie chloroformique.

Les preuves cliniques, quoique en petit nombre, étaient faites. La conception et l'application de l'idée conçue constituaient déjà par leurs résultats une importante découverte. Quatre jours après, nous nous livrions avec deux confrères à des expériences sur des chiens, pour la corroborer par des épreuves variées, ou l'infimer suivant les données fournies (2).

Ces nouvelles expériences furent en parfait accord avec l'idée conçue et son application à la clinique.

Rien, absolument rien ne manquait donc, en fait de preuves, à cette découverte. L'électricité était pour nous l'antagoniste de l'anesthésie chloroformique toutes les fois que la vie n'est pas complétement éteinte, et devenait le moyen le plus prompt, le seul sur qui l'on puisse compter pour rappeler à la vie les malades en état de mort apparente par suite d'inhalations d'éther ou de chloroforme.

Trois ans après, en 1851, nous adressions à l'Académie des sciences un mémoire basé sur ces faits et ces expériences, étayé, en plus, de considérations physiologiques importantes et se résumant en des conclusions précises et logiques.

Ce mémoire eut un bien triste sort. Cela tint-il à ce que nous étions alors en province, que nous n'avions ni maître ni protecteur parmi les membres de la première tribune scientifique?

---

(1) Voir page 18.
(2) Voir pages 19 et suivantes.

Nous ne voulons que remplir le rôle d'historien, rôle nécessaire pour justifier le plan en apparence si irrégulier de cet opuscule, plan qui nous oblige, pour la démonstration rigoureuse des faits, à publier ces faits mêmes par hiérarchie de date, sans autre agencement.

Voici donc ce qu'il advint.

L'Académie des sciences, qui avait peut-être le droit de laisser dans l'oubli notre mémoire, en rendit compte en quelques lignes dans son *Compte rendu hebdomadaire* du 20 octobre 1851. Mais elle eut le tort : 1º d'en transformer le titre, quoique le titre soit chose sacrée; 2º d'en dénaturer les conclusions en les tronquant et en les mutilant. En disant dans son *Compte rendu :* « Ces expériences font le sujet d'un mémoire que l'auteur soumet à l'appréciation de l'Académie et *qu'il termine dans les termes suivants,* » l'Académie laissait croire qu'elle rapportait textuellement nos conclusions. Eh! bien non; ces conclusions étaient dénaturées au point de changer l'aspect de la question.

De plus, à un moment d'actualité, en 1853, nous voulûmes rentrer en possession de ce mémoire pour le publier *in extenso;* on peut voir à la page 29 comment il ne put jamais nous être remis, Pouillet qui en était détenteur l'ayant égaré, et le réintégrant pourtant six ans plus tard dans les archives.

Malgré tout, la priorité nous était dévolue dans la science, et rien que par la mention inexacte du *Compte rendu de l'Académie.* Il est vrai que l'électricité, comme moyen de combattre les accidents produits par le chloroforme, n'avait pas été accueillie favorablement en France. Ce fut probablement un des motifs qui, joints à nos énergiques réclamations, concoururent à ce qu'on nous octroyât cette justice dans les sociétés savantes, comme dans les journaux ou les livres où la question était traitée.

Mais vint, après longues années, un revirement de l'opinion publique par suite de quelques faits éclatants produits à l'étranger; puis, en mars 1869, surgit à propos d'expériences de MM. Legros et Onimus, expériences que ces auteurs croyaient

nouvelles, une troisième discussion à la Société de chirurgie.
M. Liégeois était rapporteur : ne connaissant que très-imparfai-
tement peut-être ce que nous avions fait, ce rapporteur fit honneur à Jobert (de Lamballe) de l'initiative des expériences,
autant sous le rapport des dates que sous celui de l'importance.
C'est habituellement ainsi que les choses se passent. Il est moins
gênant de glorifier un mort que de rendre justice aux vivants.

Mais M. Liégeois publia son rapport en totalité dans la GAZETTE
DES HÔPITAUX, qui passe pour être le journal accrédité de la Société.

C'est dans ce journal que fut portée notre réclamation contre
le déni de justice de ce rapporteur. Sa réponse est un modèle
de fourvoiement que l'auteur se préparait gratuitement, tout
en pensant nous écraser sous l'ironie et le sarcasme, et sans
prendre garde qu'un rapporteur se doit, devant ceux qui l'écoutent, à une étude sévère, digne et précise du sujet en litige.

Aussi peut-on voir aux pages 88 à 107, où notre polémique est textuellement reproduite, combien nous fut rendue
facile la tâche d'avoir raison des déclamations de cet honorable chirurgien et de l'acculer sans retraite possible, par la
citation des faits et dates authentiques. Nous avions ainsi re-
conquis, en déblayant le débat de toutes ses impuissantes
arguties, la priorité, autant sous le rapport des dates que sous
l'importance des travaux, qu'il avait essayé un instant de nous
confisquer au profit d'un mort.

Mais pour que personne ne pût désormais élever l'ombre
d'un doute, il nous fallait, après avoir publié dans la GAZETTE
MÉDICALE DE PARIS du 29 mai dernier notre vieux mémoire que
la polémique avec M. Liégeois nous avait fait retrouver enfin
dans les archives de l'Académie des sciences, obtenir de cette
illustre Société la réparation qui nous était due, par la reproduction textuelle dans son *Compte rendu hebdomadaire* du titre
et des conclusions tronqués et mutilés dans celui de 1851.

La chose pouvait paraître difficile; elle était au moins délicate.
Cependant nous ne devions pas, nous ne pouvions pas subir

d'échec dans une question où tous les droits étaient de notre côté. Restait le moyen à choisir pour arriver à cette réparation.

Un parti se présentait : le 30 octobre 1869, nous adressions à l'Académie des sciences un nouveau mémoire basé sur de nombreuses et nouvelles expériences, dont quelques-unes comparatives de l'action des courants continus avec celle des courants induits. Par ce mémoire nous fournissions à l'Académie l'occasion de répudier les erreurs commises à notre égard en 1851, et de rétablir textuellement titre et conclusions.

L'Académie accepta le moyen et, dans son *Compte rendu hebdomadaire* du 30 octobre, en donnant le résumé du nouveau mémoire, elle s'exprimait ainsi :

« L'auteur rappelle qu'en 1851 (octobre) il adressa à l'Académie des sciences un mémoire ayant pour titre : *Effets de l'électricité comme moyen thérapeutique à employer contre les accidents produits par les inhalations d'éther et de chloroforme.*

« Ce travail, basé d'abord sur deux observations cliniques datant de janvier 1847 et janvier 1848, dans lesquelles un malade profondément anesthésié par le chloroforme avait été réveillé instantanément par l'électro-puncture, et une autre personne, en état de mort apparente par suite de la même anesthésie, avait été ramenée à la vie en trois minutes et demie par le même moyen; ensuite sur cinq expériences sur des chiens vigoureux, au moyen de la même pile à auges qui avait servi dans les précédentes opérations, pile de vingt couples de 10 centimètres de côté et réduite à seize couples pour ces dernières expériences, se terminait par les conclusions suivantes :

« 1° Les accidents qui résultent parfois des inhalations de l'éther et du chloroforme dépendent de troubles imprimés aux systèmes nerveux et consécutivement aux fonctions qu'ils régissent, comme le sommeil, l'insensibilité et le relâchement musculaire, obtenus au point désiré pour soustraire les malades aux douleurs des opérations, n'arrivent que par un trouble momentané du système cérébro-rachidien.

« 2° L'électricité mise en jeu au moyen d'aiguilles implantées sur divers points du corps, et notamment sur l'axe cérébro-spinal, réveille promptement le malade, dissipe l'insensibilité et met immédiatement en jeu les muscles en état de
relâchement. Elle constitue, d'après nos expériences, le moyen
le plus prompt, le plus sûr, le seul sur lequel on puisse compter pour rappeler à la vie des malades chez qui les inhalations chloroformiques auraient dépassé les limites prévues par
le médecin. C'est, à notre sens, le moyen thérapeutique auquel
on doit s'adresser immédiatement et sans perdre de temps dans
ces circonstances déplorables; et, pour compléter notre pensée,
nous dirons que c'est un véritable remède spécifique. Nous
pensons avoir rendu un véritable service à la science en arrivant à cette découverte. »

«Dans le *Compte rendu hebdomadaire* de l'Académie du 20 octobre 1851, le titre et les conclusions de ce mémoire avaient été
sensiblement modifiés, de telle sorte que ces modifications lui
enlevaient une partie de son importance.....

«Des nouvelles expériences exécutées sur des lapins compara-
tivement avec une pile à courants continus de faible intensité,
comme celle de Remak ou de Grenier, et avec l'appareil induit
de Legendre et Morin, qui font la base du nouveau mémoire
que l'auteur soumet à l'Académie, il tire les conclusions suivantes qui lui paraissent indéniables.

«1° Quand l'anesthésie est poussée au point que la respiration
cesse d'une manière complète et définitive, et que le pouls disparaît, le cœur ne donnant plus à l'auscultation et à la palpation
aucun signe de contraction, les courants continus appliqués, le
pôle positif à l'anus, le négatif à la bouche, tant avec l'appareil
de Remak qu'avec celui de Grenier, ne parviennent pas à rappeler les animaux à la vie. L'électro-puncture avec ces mêmes
appareils ne produit pas, dans ces cas, de meilleurs effets.

« L'électro-puncture, au contraire, au moyen de l'appareil
induit de Legendre et Morin, portée sur l'axe cérébro-spinal,
rappelle quelquefois les animaux à la vie, comme en témoi-

gnent deux des expériences : les secousses doivent être espacées de dix en dix secondes.

« 2° Dans un état un peu moins grave, la respiration cessant, mais les battements du cœur étant encore perceptibles à l'auscultation, avec les mêmes appareils à courants continus, on parvient à rappeler parfois les animaux à la vie ; avec l'appareil induit et par voie d'électro-puncture, on y parvient plus facilement et plus souvent encore.

« 3° Enfin, quand l'anesthésie est très-profonde, mais que la respiration n'a pas tout à fait cessé et que le cœur bat encore ostensiblement, état dans lequel les animaux abandonnés à eux-mêmes périssent toujours, les appareils à courants continus rappellent toujours à la vie ; d'où il découle rigoureusement qu'en se servant des appareils continus, il faut, dans les cas très-graves, employer des appareils à forte tension comme celui dont l'auteur faisait usage de 1847 à 1851 et par voie d'électro-puncture.

« 4° Par des vivisections, l'auteur s'est assuré qu'après la cessation complète de la respiration et des battements apparents du cœur et du pouls à la palpation et à l'auscultation, alors que l'animal paraît bien mort, le cœur continue à se contracter encore quoique faiblement pendant seize minutes au moins, avec des intermittences d'arrêt de cinq à huit secondes, et que l'électro-puncture de l'axe cerébro-spinal ranime ses contractions, les rend plus saillantes en même temps qu'elle fait contracter fortement le diaphragme, tandis qu'exercée sur le cœur lui-même elle en fait cesser aussitôt les contractions. Sur trente-huit cas de mort apparente sur l'homme, dans lesquels l'électricité a été employée, cinq fois ou dans un peu moins d'un sixième des cas, les malades ont été rappelés à la vie.

Dans ces cinq cas, c'est au moyen de l'électro-puncture que l'électricité a été employée : d'où suit la conclusion rigoureuse : nécessité de recourir à l'électro-puncture. Dans ces cinq cas aussi, l'électro-puncture a été employée immédiatement ou très-peu de temps après l'explosion des accidents : d'où nouvelle conclusion rigoureuse de recourir immédiatement à ce moyen sans perdre de temps.

« Dans les trente-trois autres cas où les malades ont succombé, ce n'est que de dix minutes à une demi-heure après qu'on a eu recours à l'électricité. Le temps perdu paraît entrer pour une large part dans les insuccès.

« Enfin sur un total de 94 cas, dont 77 publiés par M. Perrin dans son livre sur l'anesthésie, et 17 recueillis par l'auteur, en défalquant les 38 cas dans lesquels on s'est servi de l'électricité, il reste 56 cas où les malades ont tous fatalement succombé, quels qu'aient été les moyens employés. Donc la clinique confirme, comme ses expériences sur les animaux, que l'électricité est le moyen le plus sûr, le seul sur lequel on puisse compter pour rappeler les malades à la vie »

Désormais la question reste solennellement vidée. L'application de l'électricité pour sauver les malades en état de mort apparente par le chloroforme reste une découverte qui nous appartient en plein et sans conteste.

Nous ajoutons, et nous le prouvons tout le long de cet ouvrage, que personne, ni dans les discussions ni dans les expériences, n'a fait un pas de plus, donné une démonstration plus précise que tout ce que nous avons produit depuis 1851 jusqu'à ce jour (1).

ABEILLE.

---

(1) Dans le cours de ce travail il nous est arrivé plusieurs fois d'employer l'expression de *Bulletin de l'Académie des sciences* au lieu de *Compte rendu hebdomadaire des séances de l'Académie des sciences :* c'est ce dernier titre qui est seul officiel.

---

# L'ÉLECTRICITÉ

APPLIQUÉE

# A LA THÉRAPEUTIQUE.

1° ANÉVRYSME DE LA SOUS-CLAVIÈRE GAUCHE, OPÉRÉ ET GUÉRI PAR L'ÉLECTRO-PUNCTURE ; EXPÉRIENCES SUR LES ARTÈRES D'ANIMAUX VIVANTS ; par M. le docteur J. ABEILLE, médecin en chef de l'hôpital de Givet, aujourd'hui médecin adjoint à l'hôpital du Val-de-Grâce (1).


Messieurs,

Le petit travail que j'ai l'honneur de soumettre à votre examen se compose de deux parties.

Dans la première est relatée avec détails une opération d'anévrysme de la sous-clavière gauche par l'électro-puncture ; la seconde com-

---

(1) Ce travail a été soumis à l'Académie de médecine de Paris, dans sa séance du 31 juillet 1849, renvoyé à une commission composée de MM. Roux et Gimelle, rapporteur.

Rapport fait en séance le 9 avril 1850.

CONCLUSIONS. — Renvoyer le travail de M. Abeille au comité de publication, lui adresser une lettre de remerciements, inscrire son nom sur la liste des candidats correspondants nationaux. (*Bulletin de l'Académie*, t. XV, p. 578.)

1

prend une série d'expériences entreprises sur les animaux vivants avant de pratiquer cette opération, dans le but de m'assurer définitivement si l'électricité était susceptible de coaguler le sang en pleine circulation dans les tubes artériels.

### PREMIÈRE PARTIE.

C'est en décembre 1846 que je vis pour la première fois le sujet de mon observation. La question de l'électro-puncture appliquée à la cure des anévrysmes était suivie alors avec le plus grand intérêt dans le monde médical.

Mademoiselle Poncelet de Givet, âgée de 65 ans, d'une constitution primitivement robuste, que n'a que médiocrement détériorée une grave lésion qu'elle porte depuis plus de quinze ans à la jambe droite, lésion toujours mystérieusement cachée aux yeux d'autrui et surtout des médecins, et qui la prive complétement de l'usage de ce membre, était atteinte, depuis environ treize mois, d'une tumeur située en dedans du moignon de l'épaule gauche, entre les scalènes, et faisant saillie de dehors en dedans, de bas en haut, de dessous la clavicule vers son extrémité acromiale.

Cette tumeur, primitivement très-petite, était restée longtemps sans progresser et sans attirer l'attention de la malade. Ce n'est qu'en septembre 1846 qu'elle commença à acquérir un développement sensible. En décembre, elle présentait le volume d'un petit œuf de poule, ce qui suppose un volume double, la moitié s'enfonçant sous la clavicule : elle commençait à être le siége de quelques douleurs.

Cependant, sans un bruit de carillon assourdissant qu'éprouvait depuis nombre d'années la demoiselle en question, bruit devenu intolérable et dépeint sous mille nuances diverses, suivant l'entraînement de sa fantasque imagination, ne se fût-elle pas décidée à consulter un médecin. J'eus l'honneur du choix.

Dès le premier examen, je pus me convaincre qu'il s'agissait d'un anévrysme de la sous-clavière. Différents confrères furent appelés simultanément et tous furent unanimes sur le diagnostic.

Voici, au reste, les signes non équivoques sur lesquels se basait notre jugement commun. La tumeur était pulsative, non pas seulement par un simple mouvement d'élévation et d'abaissement, mais encore par une systole et diastole appréciables et isochrones aux battements du cœur et du pouls. La tumeur, médiocrement dure, se laissait déprimer en partie par la pression directe et les doigts percevaient dans cette circonstance une sensation de frémissement qui se passait dans son intérieur. La compression de la sous-clavière, au-dessus, arrêtait les pulsations de la tumeur comme celles du pouls, et une diminution appréciable se faisait remarquer dans son volume, tant qu'était exécutée cette manœuvre. La compression de l'artère dans le creux axillaire la rendait au contraire plus saillante, plus dure, plus tendue et n'influençait point ses battements. Chacun de nous put entendre autant et aussi souvent qu'il le voulut, en appliquant l'oreille sur cette saillie, un bruit de râpe très-distinct, produit probablement par le frottement du sang sur les concrétions plastiques amassées déjà dans l'intérieur du sac.

Dès que la malade put connaître à quel ennemi elle avait affaire, les dangers incessants et plus graves de jour en jour qui la menaçaient, elle réclama l'opération, voulant courir la chance de vivre encore quelques années si elle en sortait plutôt que de vivre, comme Damoclès, l'épée suspendue sur sa tête.

Il ne fallut pas moins de trois mois de persécution de sa part pour me décider. Tout ce temps fut employé aux expériences sur les animaux. J'avais construit moi-même une pile à auges, de vingt couples, zinc et cuivre, de 10 centimètres de côté, susceptible de donner beaucoup d'électricité. Les raisons qui m'avaient fait préférer l'électro-puncture à la ligature furent tirées des trop rares chances de succès offertes par celle-ci, et de la presque assurance que j'avais acquise d'éviter tous les accidents reprochés à la première.

Je dois dire que l'artère offrait une anomalie. Au lieu d'avoir la direction ordinaire, elle s'élevait au-dessus de la clavicule après avoir pris naissance avec la carotide primitive, décrivait le long de cet os une courbe à convexité supérieure, et venait s'engager entre les scalènes où était la tumeur. La seule preuve convaincante que c'était bien la sous-clavière, c'est que la compression au-dessus de la tumeur arrêtait les battements de la radiale comme de l'axillaire.

Mademoiselle Poncelet, après trois mois d'attente et de réflexions sur les dangers qu'allait lui faire courir cette opération hardie, dangers que nous nous étions complu à lui exagérer, mit ordre à ses affaires, remplit ses devoirs de religion, et se livra à nous avec un courage que nous avons rencontré uniquement dans les personnes du sexe, bien pénétrées de l'indispensable nécessité de subir une mutilation pour sauver leur existence.

Six confrères et collègues eurent la bonté de me prêter leur utile concours : M. Saulnier, chirurgien-major du 42ᵉ de ligne, et actuellement à Paris avec son régiment; M. Froy, chirurgien aide-major au 2ᵉ cuirassiers, en ce moment à Versailles; M. Bocquet, chirurgien aide-major du même 42ᵉ de ligne; M. Ditte, pharmacien en chef de l'hôpital; enfin MM. Rol et Godfrin, chirurgiens sous-aides, sous mes ordres dans cet établissement.

Nous avons fait connaître l'instrument dont nous nous sommes servis, la pile : — quatre grandes aiguilles en acier de 2 pouces à 2 pouces et demi de long, et d'une ligne de diamètre, recouvertes depuis 2 lignes de leur extrémité supérieure jusqu'à une ligne de la pointe, d'une couche de mastic isolant, avaient été préparées d'avance.

La malade, couchée horizontalement sur un lit de sangle, la tête tournée à droite, de manière à faire saillir la tumeur le plus possible, fut préalablement endormie par l'éther. La séance ne commença que quand nous nous fûmes assurés de sa complète insensibilité. M. le docteur Saulnier exerçait avec le pouce une demi-compression sur la sous-clavière un peu au-dessus de la tumeur.

Les quatre aiguilles furent implantées par paire dans le sac. Je n'avais pris aucune précaution pour faire entre-croiser leurs pointes. Je les fis pénétrer jusqu'à la profondeur de trois quarts de pouce environ. Le défaut de résistance et une certaine liberté dans le mouvement de leur extrémité inférieure, furent la règle par laquelle je me laissai guider.

La pile avait été préalablement chargée. Les pôles furent mis en contact avec chaque paire d'aiguilles alternativement. Ce contact ne durait jamais plus de cinq minutes par paire. Il jaillissait de temps en temps de brillantes étincelles par le contact des deux fils conducteurs. Pendant une minute environ la malade resta insensible, mais elle se mit bientôt à crier, à vociférer, avec mouvements convulsifs de tout le corps. Il ne fallut pas moins de quatre de mes confrères pour la maintenir. Le bras du côté malade en particulier était le siége de telles secousses, que deux hommes pouvaient à peine s'en rendre maîtres.

Quoique habitué depuis longtemps aux scènes douloureuses en face desquelles nous devons rester impassibles durant le cours d'une opération chirurgicale, je commençais à regretter amèrement de m'être laissé entraîner, autant par amour du bien que par séduction de la science, à une tentative pareille. Mais bientôt un spectacle du plus haut intérêt vint fixer notre attention et nous délivrer des poignantes émotions que nous causaient les gémissements de l'opérée. La tumeur durcissait sous l'influence de l'électricité, elle devenait de plus en plus rénitente, les pulsations dont elle était le siége s'effaçaient sensiblement ; le pouls radial disparaissait. Les manœuvres durèrent trente sept minutes. La malade ruisselait de sueur. Il n'est pas d'opération chirurgicale qui puisse exposer à de pareilles tortures. Après ce laps de temps, la tumeur paraissant uniformément dure, sans pulsations, je me décidai à retirer les aiguilles : deux d'entre elles cédèrent facilement ; je dus imprimer aux autres des mouvements de rotation sur leur axe pour pouvoir les extraire. Deux ou trois goutelettes de sang sortirent par l'ouverture qu'elles laissaient après elles. La peau était légèrement escharrifiée autour de ces deux petites plaies.

Nous pûmes nous assurer tous de la dureté et de la densité de la tumeur : elle ne présentait plus aucun battement, et l'oreille, appliquée dessus, ne percevait plus un atome de ce bruit de râpe que nous avions si souvent et si distinctement entendu. Les pouls radial et axillaire donnaient encore quelques faibles pulsations, mais si faibles qu'il fallait explorer avec le plus grand soin pour les reconnaître.

Des compresses d'eau froide furent appliquées sur la tumeur et le repos le plus absolu prescrit à la malade.

Au-dessus de la tumeur sur le trajet de l'artère fut placée une pelote avec un poids d'un kilogramme; cette compression fut maintenue dix heures. Pendant quarante-huit heures, nous nous imposâmes, mes confrères et moi, une garde à tour de rôle auprès de la malade.

Le lendemain, 11 février, la tumeur est le siége d'une légère vibration que lui impriment les ondées sanguines qui viennent se briser contre. Le pouls radial a cessé de battre entièrement. Tout le bras, l'avant-bras et la main sont refroidis, engourdis avec sensation de fourmillement incommode et perte de mouvements dans les doigts. Il faut entourer le membre de sachets pleins de sable chaud. Dans la nuit du 11 au 12 la malade avait pu reposer; le 12 les compresses d'eau froide étaient remplacées par une compresse cératée appliquée sur les petites plaies.

Du 13 au 14 le pouls radial commence à paraître, quoique très-petit; même état du membre thoracique : la tumeur est remarquablement dure, régulièrement ovalaire, pas dépressible; une céphalalgie intense avec coloration de la face et injection des conjonctives nécessite une saignée du bras qu'il faut répéter le lendemain.

Les jours suivants la chaleur revient au membre, les doigts seuls restent encore engourdis; les petites escharres se détachent, elles sont très-superficielles et ne donnent que peu de suppuration.

Dès le 14 la tumeur commence à décroître, la peau se fronce. Le 20 la diminution était déjà notable. Nous suivons tous avec un intérêt indicible le retrait de la poche sanguine, retrait qui s'effectue avec gradation. La malade est dans un état général satisfaisant. Son carillon, qui avait cessé les quatre premiers jours de l'opération, commence à reparaître, mais moins fort, moins ennuyeux que par le passé, et par une bizarrerie étrange, il apparaît maintenant avec le jour et finit avec lui.

Le 22 la tumeur a diminué de plus de moitié. Pendant quelques jours ensuite, elle reste stationnaire. A mesure qu'on avance, la décroissance s'opère avec plus de lenteur. Le 20 mars, c'est-à-dire trente-sept jours après l'opération, il n'existait plus aucune saillie à la peau; en pressant fortement avec les doigts on percevait profondément à la place de la tumeur comme un corps aplati, ovalaire; on eût dit une plaque métallique. Trois mois après l'opération, alors que j'envoyais l'observation à l'Académie, cette plaque était encore *sensible*, et était le siége d'un mouvement de vibration que lui imprimait l'artère dans le sens de sa continuité. L'artère paraissait avoir acquis un peu d'ampliation au-dessus et l'on percevait aisément, partant du tronc principal à cet endroit, trois troncs secondaires que nous n'avions jamais pu distinguer à l'œil, et que nous supposons être la vertébrale, la thyroïdienne inférieure et la scapulaire postérieure.

Il nous a été permis de suivre encore pendant deux ans notre intéressante opérée : la cure ne s'est point démentie; nous avons eu occasion de la montrer à plusieurs confrères. M. Scoutetten, entre autres, a pu s'assurer en juin 1847 que la cure était bien réelle. Le pouls du bras gauche est resté plus petit que celui du bras droit.

DEUXIÈME PARTIE. — EXPÉRIENCES SUR LES ANIMAUX.

Onze expériences ont été faites par moi et en présence de mes collègues qui m'ont prêté leur bienveillant concours dans l'opération. Ces expériences avaient pour but de m'assurer si l'électricité était susceptible de déterminer la formation, par coagulation du sang, d'un bouchon obturateur.

Dix de ces expériences ont été faites sur des chiens de différentes tailles, la onzième sur un mouton.

Dans le premier cas il s'agit d'un chien de taille moyenne. Je voulus opérer sur l'artère crurale sans la mettre à découvert. Les aiguilles durent traverser la peau et le tissu cellulaire pour arriver jusqu'au vaisseau; c'est par hasard qu'elles pénétrèrent dans son intérieur. La pile fonctionna cinq minutes, l'opération réussit. Le lendemain je voulus opérer de la même façon sur l'artère opposée; je manquai l'artère.

Deux jours après le chien était sacrifié : la première artère opérée présentait un bouchon d'un pouce de longueur s'étendant jusqu'à la collatérale voisine; ce bouchon rosé était très-consistant, adhérant déjà aux parois artérielles de façon à l'en détacher difficilement. Par une section à sa partie moyenne, on pouvait reconnaitre une série de couches concentriques circulaires et intimement unies les unes aux autres.

Dans la deuxième expérience il s'agit d'un chien de grosse taille. Ici l'artère crurale fut mise à découvert et soulevée par un stylet passé transversalement au-dessous.

Deux aiguilles furent introduites dans l'artère; aux premières secousses, produites par l'action de l'électricité, les aiguilles s'échappèrent et nous eûmes une hémorrhagie par deux jets; en replaçant la pointe de chaque aiguille sur les ouvertures, l'hémorrhagie fut arrêtée en quelques secondes. On voyait, par l'effet de l'électricité, le sang bouillonner autour des aiguilles et se coaguler. Elles furent implantées au-dessous; la pile fonctionna cinq minutes, et quand nous les retirâmes, nous pûmes nous assurer que l'artère contenait à cet endroit un corps dur, de l'étendue de quelques lignes. Les pulsations artérielles étaient visibles à l'œil, sensibles au doigt, au-dessus, et n'existaient pas au-dessous. Le chien fut abandonné, pendant vingt-quatre heures et sans précaution, dans une chambre, et opéré le lendemain sur le membre opposé. Le même résultat fut obtenu. L'animal fut sacrifié vingt-quatre heures après cette deuxième opération. Les deux artères furent disséquées et enlevées par portions de 2 pouces au-dessus et au-dessous du bouchon. En introduisant sur chaque un stylet par le bout supérieur, comme par le bout inférieur, nous pûmes nous assurer que le stylet rencontrait un obstacle infranchissable et résistant, ne laissant aucun pertuis entre lui et les parois du vaisseau pour permettre le passage du stylet.

Comme dans le cas précédent, les artères furent coupées transversalement au milieu du bouchon : même aspect du caillot obturateur, mêmes couches concentriques. Le caillot de l'artère opérée la dernière était encore d'un rouge assez vif, tandis que l'autre était rosé.

Dans les huit autres expériences sur des chiens, nous avons obtenu constamment des résultats en tout pareils. La coloration du caillot dépend de sa plus ou moins grande ancienneté comme la consistance de ses adhérences qui l'unissent aux parois des artères.

C'est ainsi qu'en sacrifiant un chien le cinquième jour, nous avons pu rencontrer un bouchon complétement décoloré et n'offrant qu'un point rosé à son centre, ce qui nous prouve que la décoloration se fait de la circonférence au centre.

J'arrive à l'expérience faite sur le mouton. Ici, une fois l'artère mise à découvert et l'opération commencée, comme dans les cas précédents, les aiguilles furent déjetées quatre fois, et quatre fois replacées dans les mêmes ouvertures. Nous croyions notre expérience manquée. La pile fonctionne deux minutes de plus : l'animal fut abandonné ensuite dans le troupeau pendant quinze jours et sacrifié après ce temps. Il nous fut très-difficile de retrouver l'artère, enclavée qu'elle était au milieu des tissus indurés par suite de la cicatrice.

Il en fut retranché un segment de 4 pouces de long; le stylet rencontra ici le même obstacle que dans les cas précédents, en l'introduisant par le bout supérieur. Il fut impossible de l'introduire par le bout inférieur, l'artère étant aplatie comme un ruban à cet endroit, et les parois étant déjà agglutinées ensemble. Le caillot mis à découvert était plus volumineux supérieurement, rétréci et un peu aplati inférieurement. Il ne pouvait pas être distinctement séparé des parois par la dissection. Il était blanchâtre, opalin dans toute son étendue, et ne présentait aucun point rosé, même à son centre.

Nous n'avons jamais rencontré dans l'examen de ces pièces la moindre trace d'inflammation artérielle, à moins qu'on ne regarde comme telle la pseudo-membrane qui fait adhérer le bouchon aux parois. Ce produit, qui résulte réellement d'un travail phlegmasique de la tunique interne, se manifeste toutes les fois qu'on oblitère une artère, quel que soit le procédé qu'on emploie. C'est le bénéfice de l'opération, c'est la condition *sine quâ non* de la réussite, c'est le produit de tout travail qui amène l'oblitération d'une artère et non le produit direct de l'électricité.

Je ne me dissimule point que ces expériences ne sont pas parfaitement concluantes, et qu'il peut leur être adressé une foule d'objections; mais elles ont une valeur réelle, surtout pour nous qui avons été témoin avec quelle promptitude le caillot se forme.

On a prétendu que l'électricité rôtit le sang et que c'est en le rôtissant qu'elle coopère à la formation du caillot. Cette assertion n'est pas soutenable. On peut répondre de suite qu'un morceau de sang cuit ne pourrait jamais et sous aucun rapport reprendre cet aspect et cette consistance fibrino-plastique qu'on remarque sur le bouchon; en outre le sang devrait, après avoir été rôti, être emporté par le torrent circulatoire, et le bouchon ne serait que le produit de la phlegmasie artérielle déterminée par l'électricité. Mais d'abord, le bouchon qui aurait lieu à la suite de la phlegmasie se formerait-il assez promptement pour que, le sang roti entraîné dans la circulation, il puisse se substituer aussitôt à sa place et empêcher la circulation? Si nous n'avons jamais sacrifié les animaux qu'après vingt-quatre heures, au moins nous avons pu nous assurer fréquemment dans cet intervalle, une heure, deux, trois heures après l'opération, que la circulation était et demeurait arrêtée. L'inflammation ne saurait être développée par l'électricité parce que celle-ci est transmise au sang, et non aux parois artérielles dont elle est isolée par l'enduit qui recouvre l'épingle. Le sang étant un mauvais conducteur de l'électricité, ne saurait la transmettre aux parois du vaisseau qui le contient, par conséquent ces parois ne peuvent subir l'inflammation par l'effet d'un agent qui n'est pas directement en rapport avec elles.

On ne nous objectera pas que ce sont les piqûres qui sont cause de cette inflammation. Nous avons piqué maintes fois des artères et nous n'avons rien obtenu de pareil. Au reste, quel que soit le mode par lequel l'électricité donne ce résultat, du moment qu'elle le donne constamment et sans susciter d'accidents, c'est tout ce qu'il nous faut.

On a dit ensuite que le sang des animaux étant plus plastique que celui de l'homme, étant susceptible de se coaguler de lui-même sur l'orifice d'une artère ouverte, ces expériences n'étaient d'aucune valeur. Mais, si je ne me trompe pas, M. Amussat a prouvé, il n'y a pas longtemps, que le sang humain artériel était succeptible de se figer aussi au pourtour d'une ouverture de vaisseau. Eh bien! que le sang des animaux soit plus plastique que celui de l'homme, ce n'est là qu'une différence du moins au plus. S'il faut cinq minutes pour obtenir la formation d'un caillot oblitérateur dans l'artère donnée d'un chien, il en faudra huit ou dix pour obtenir le même effet dans une artère de pareil calibre sur l'homme, voilà tout. Avant de vouloir prouver que l'électricité ne coagule pas le sang parce que théoriquement elle ne possède pas de qualité coagulante sur ce liquide, il fallait prouver, par des expériences directes, que le caillot ne se forme pas par l'emploi de l'électricité. Nous sommes si sûr de notre fait que nous répéterions cent fois, deux cents fois les mêmes expériences, nous aurions toujours les mêmes résultats. En Italie, de pareilles expériences ont été faites : les premières ont réussi; puis une ou deux expériences faites sur la carotide d'un cheval n'ont pas donné un résultat pleinement satisfaisant. Nous ne répondrons rien à cela parce que ces faits ne nous sont pas assez connus; mais nous pencherions à croire ou que la pile n'était pas assez énergique pour une artère d'un pareil calibre, ou que la séance n'a pas été assez prolongée. Pour nous et entre nos mains, l'électricité a toujours déterminé la formation du caillot et instantanément.

Il est hors de doute aujourd'hui que le même effet a été obtenu dans quelques cas d'anévrysmes. M. Pétrequin en a offert au moins un exemple positif. Ciniselli, en Italie, en fournit un second exemple plus remarquable. Dans un troisième cas rapporté par la GAZETTE MÉDICALE, il s'agissait, en Italie aussi, d'un anévrysme de l'innominée, anévrysme très-volumineux, opéré par l'électricité et qu'on put examiner, le sujet ayant succombé quelques jours après. La portion sur laquelle avait été portée l'électricité était remplie par un caillot volumineux et dense; mais il restait une grande partie de la tumeur qui n'en avait pas subi l'influence.

L'opérateur, qui s'en doutait, devait recommencer sur ce point: le sujet succomba avant qu'il eût pu mettre son dessein à exécution. Je ne cite pas les quelques autres cas plus ou moins douteux pour les résultats.

L'opération que j'ai pratiquée à l'aide de l'électricité est la première qui ait réussi dans un anévrysme de cette importance. Il ne manque que la pièce anatomique pour ne plus laisser aucun doute dans l'esprit. J'ai eu pendant longtemps l'espoir d'en devenir possesseur un jour, vu l'âge avancé de la malade; jusqu'à présent, heureusement pour elle, j'ai été déçu dans mon espérance.

C'est à peine si j'ose exprimer mon opinion sur ce procédé opératoire pour la cure des anévrysmes. Quand on a l'honneur de présenter une observation devant une assemblée qui résume en elle toute la science, on devrait attendre respectueusement l'expression de son jugement; mais j'ai éprouvé tant d'émotions dans le cours de cette opération qu'il me serait impossible de ne pas laisser échapper les quelques reflexions qu'elle m'a suggérées.

Les douleurs que cause l'électro-puncture ne me paraissent comparables à aucune autre. Il faut avoir pris part à la scène pour s'en faire une idée. Ce motif est assez puissant, à notre avis, pour lui faire céder le pas à la ligature toutes les fois que celle-ci pourra être employée avantageusement comme dans les anévrysmes siégeant sur des membres. Les dangers de l'électro-puncture, les accidents qu'elle peut susciter équivalent, s'ils ne dépassent pas ceux de la ligature: hémorrhagies en cas que l'opération ne réussisse pas; cautérisation de la peau et des parois du sac si l'on ne prend pas bien les précautions; inflammation, suppuration de celui-ci et hémorrhagies consécutives graves: tels sont les dangers qu'elle fait courir. Si elle était beaucoup moins douloureuse que la ligature, on pourrait la tenter d'abord pour recourir à celle-ci ensuite en cas d'échec. Mais comme elle n'épargne ni danger ni douleur au malade, elle ne pourra jamais rivaliser avec elle pour les anévrysmes des membres.

Elle présente une grande ressource, par exemple, pour les tumeurs anévrysmales qui ne sont pas accessibles à la ligature et pour celles qui, pouvant être opérées par ce procédé, font reculer, comme l'anévrysme de la sous-clavière, les opérateurs les plus habiles, à cause du si petit nombre de succès obtenus sur le grand nombre d'opérations pratiquées.

En résumé, l'électro-puncture peut être d'un immense secours dans quelques cas exceptionnels, malgré les douleurs atroces qui l'accompagnent. C'est le seul avantage qu'on puisse lui reconnaître ; cet avantage serait sans égal s'il devenait avéré par des faits nombreux et par les pièces anatomo-pathologiques que sur le sang artériel humain, la coagulation est l'effet constant de son emploi.

Et ne serait-ce pas le plus beau rôle qu'on pourrait lui faire jouer, que de sauver la vie, par son application, dans des cas où tous les autres procédés restent muets ou impuissants à peu près ?

Quoi qu'on en ait dit, il me paraît fort simple de bien isoler les aiguilles. Voici le moyen dont je me suis servi et qui ne m'a jamais fait défaut.

Je portais sur une plaque de fer chauffée, un morceau de cire ou mastic à cacheter les bouteilles. Quant, par l'effet de la chaleur, ce mastic entrait en fusion, je passais mon aiguille à travers en lui imprimant un mouvement de rotation. De cette façon elle se trouvait recouverte subitement d'un bout à l'autre. J'avais soin, en la retirant, et avant que le mastic fût refroidi, de la rouler entre mes doigts préalablement mouillés. Par ce moyen je lui donnais le poli convenable ; je taillais ensuite avec un canif une petite portion de ce mastic vers la tête et la pointe en faisant confondre vers celle-ci le mastic avec l'acier, pour que l'aiguille n'eût point d'obstacles pour pénétrer dans les tissus.

Le monde médical avait déjà été mis plusieurs fois en émoi par les cas de mort survenue à la suite des inhalations de chloroforme; la justice avait eu à intervenir, tant en France qu'à l'étranger, au sujet de quelques-uns de ces cas; et l'Académie de médecine avait soutenu une longue discussion sur la manière dont la mort s'était produite dans ces circonstances, afin de dicter les précautions à prendre, les règles à suivre pour éviter de tels malheurs, quand, en octobre 1851, j'adressai à l'Académie des sciences un mémoire dont les bulletins donnèrent, le 20 de ce même mois, un résumé sommaire qui enlevait à mon travail une grande partie de son importance, qui supprimait même son titre pour lui en substituer un d'une autre signification. Je constate hautement les faits avec toute mon indépendance pour qu'on puisse voir clairement et juger avec sûreté dans une pareille question.

Voici d'abord les deux titres mis en présence :

<table>
<tr><td>

TITRE DONNÉ PAR LE BULLETIN :

« *Mémoire sur l'emploi de l'électricité pour combattre les accidents produits par l'inhalation trop prolongée de l'éther et du chloroforme*, par M. Abeille, médecin en chef de l'hôpital d'Ajaccio. »

</td><td>

TITRE RÉEL DU MÉMOIRE :

« *Effets de l'électricité comme moyen thérapeutique pour combattre les accidents produits par les inhalations d'éther et de chloroforme.* »

</td></tr>
</table>

A la fin de mon mémoire, je présenterai parallèlement le résumé donné par le *Bulletin* et les conclusions, pour qu'on puisse bien apprécier ce qu'il y a de mutations volontaires ou involontaires.

J'étais médecin en chef de l'hôpital militaire de Givet quand, après les deux faits cliniques dont on va lire le deuxième, et qui ont pour date 1847-48, après les expériences sur les animaux, avec le concours de plusieurs confrères, dont l'un, M. Rol, aujourd'hui médecin-major au 67e de ligne, écrivait sous ma dictée un exposé précis, je colligeai le tout pour le corps d'un mémoire. Les déplacements multiples de Givet à Paris, pour l'épidémie de choléra 1849, de Paris à Toulon pour la même épidémie dans la même année, de Toulon à Paris, puis de Paris en Corse, à Ajaccio; les nombreux travaux que j'avais sur les bras : *Traité des hydropisies et des kystes*, *Mémoires sur les injections iodées*, *Mémoire sur le tartre stibié à hautes doses*, *Mémoire sur la paraplégie indépendante de la myélite*, tous ouvrages composés de 1847 à 1852, et tous couronnés, dans ce même espace de temps, par l'Institut, l'Académie impériale de médecine et la Société de médecine de Toulouse, me firent laisser de

côté ce travail. Et puis le chloroforme venait à peine d'être découvert; les accidents étaient extrêmement rares. Ce n'est qu'en 1851,
alors que j'étais médecin en chef de l'hôpital d'Ajaccio, qu'à l'occasion de cas successifs de mort par le chloroforme et d'une discussion qui avait lieu à l'Académie de médecine, j'adressai mon mémoire à l'Académie des sciences.

Voici ce qu'on lit sur le registre matricule de l'Académie des
sciences à la date du 16 mai 1869, époque où je fis prendre copie
textuelle de l'original, par le secrétariat des archives, pour la publier
dans la GAZETTE MÉDICALE de Paris le 29 du même mois. Je suis
obligé de n'avancer les faits que sur pièces authentiques et précises :

« Mémoire de M. le docteur Abeille sur l'électricité, etc., décacheté
le 20 octobre 1851, remis à M. Flourens le 30 octobre courant, rapporté
par M. Flourens le 1er novembre 1851; remis à M. Pouillet le 5 novembre 1851 ; réintégré dans les archives par M. Pouillet le 7 novembre
1859. »

2° EFFETS DE L'ÉLECTRICITÉ COMME MOYEN THÉRAPEUTIQUE A EMPLOYER
CONTRE LES ACCIDENTS PRODUITS PAR LES INHALATIONS D'ÉTHER ET
DE CHLOROFORME ; par M. le docteur ABEILLE (1).

A côté des bienfaits immenses qu'a entraînés à sa suite la découverte de l'anesthésie par l'éther et le chloroforme dans la pratique des
opérations chirurgicales, il y a eu, comme dans toute chose humaine,
le revers de la médaille.

Après que des milliers de succès, obtenus sur tous les points de
l'Europe entre les mains des plus habiles comme des moins expéri-
mentés opérateurs, sont venus prouver d'une manière irrévocable
toute la puissance de ces deux produits chimiques pour soustraire
les patients aux douleurs inséparables de toute opération chirurgicale,
il a fallu que des faits assez nombreux vinssent apprendre au monde
médical comme au public entier combien ces anesthésiques, le chloroforme surtout, peuvent être meurtriers même entre les mains in-
telligentes et habiles.

---

(1) Copie textuelle d'un mémoire inédit adressé à l'Académie des
sciences le 20 octobre 1851; soumis successivement à l'examen de
M. Flourens et de M. Pouillet, qui l'a déposé, le 7 novembre 1859, dans
les archives de l'Académie, où depuis lors il est resté jusqu'au 22 juin
courant, date à laquelle l'auteur l'a repris, après autorisation accordée
par l'Académie dans sa séante du 21, pour le déposer chez son notaire
M. Gatine.

Nous avons la conviction que tous les faits de ce genre n'ont pas été publiés; mais en fût-il autrement, que le nombre de ceux qui sont connus est suffisant pour jeter dans une certaine perplexité l'opérateur qui doit recourir à ces anesthésiques.

Malgré les nombreuses et lumineuses recherches faites sur un sujet d'aussi haute importance, malgré l'autorité des maîtres qui ont mis leur pratique en avant, on n'est point encore parvenu à poser avec précision les limites où ces agents ont cessé d'être bienfaisants pour devenir subitement nuisibles. L'expérience, l'analogie, le raisonnement, tout a concouru pour poser quelques bases fixes. Mais y est-on parvenu?

Indubitablement non. Et comment aurait-on pu le faire en présence d'agents dont le mode d'action sur l'économie est encore si peu connu, et de sujets aussi variés sous le point de vue des tempéraments, des idiosyncrasies, des habitudes, etc., que ceux avec lesquels on se trouve en face dans la pratique des opérations chirurgicales? S'il est permis de reconnaître que, dans l'état actuel de nos connaissances, il a été fait tout ce qui était possible pour poser des données de réserve, de précautions à prendre dans les inhalations d'éther et de chloroforme, il n'est pas moins vrai qu'on se trouve à chaque instant sous la menace ou la crainte d'un accident redoutable qui, pour n'arriver qu'un deux-millième de fois par exemple, n'est pas moins susceptible de se produire à tel ou tel moment donné.

Puisque l'art, ainsi que nous venons de le constater, a été jusqu'ici presque impuissant à prévenir ces accidents foudroyants qui se sont joués quelquefois de toutes les précautions et de toutes les combinaisons préparées à l'avance, il restait à rechercher si, dans un cas malheureux, il ne se présentait point quelque ressource puissante pour arracher à cette mort soudaine les victimes qui en ont été frappées.

A cet égard, nous savons bien que l'esprit n'est point resté dans l'engourdissement. Nous avons vu que tous les médecins qui ont eu à ressentir ces déplorables mécomptes se sont mis à la torture pour rappeler la vie dans ces cadavres qu'avaient laissés entre leurs mains l'agent anesthésique. Mais quelle marche ont suivi ces praticiens dans une voie aussi obscure? à quelle thérapeutique se sont-ils adressés?

Tout ce que la raison leur suggérait a été mis en œuvre. Faute de connaître la manière dont les inhalations de chloroforme déterminent une mort si prompte, ils ont dû aller toujours en tâtonnant, cherchant à ranimer tour à tour les diverses fonctions de l'organisme par des procédés plus ou moins actifs. Notre conviction est qu'ils ont perdu, de cette façon, le temps le plus précieux pour le salut de l'expiré.

De longues dissertations écrites, des discussions plus ou moins brillantes au sein des sociétés savantes, et notamment à l'Académie de médecine, sur la manière dont arrive la mort par suite de la chloroformisation, n'ont que médiocrement édifié la science, et peu d'esprits, nous en sommes certains, se sont trouvés convaincus par des démonstrations plus souvent hypothétiques que fondées.

Il est incontestable que si l'on savait pertinemment quelle est la manière dont arrive la mort chez le chloroformisé, on aurait des chances plus grandes de le rappeler à la vie, tout comme on ressuscite souvent (qu'on nous passe l'expression) les cadavres apparents des noyés, parce que, connaissant la manière dont se produit la cessation de la vie chez les submergés, on attaque le mal méthodiquement, sans perdre de temps en manipulations intempestives ou même contraires.

Nous n'avons pas, à Dieu ne plaise, la prétention de déchirer le voile qui nous enveloppe encore à ce sujet. Mais nous croyons que si, tenant moins compte de ces lésions anatomiques, à la recherche desquelles on s'est épuisé en vains efforts, on avait mieux fixé son attention sur la transformation que subissent les actes physiologiques pendant l'inhalation, si l'on avait suivi pas à pas, dans des expériences sur les animaux, la série des mutations phénoméniques qui arrivent graduellement depuis le moment où l'animal commence à inspirer jusqu'à celui où il s'éteint, on aurait peut-être pu tirer des conclusions plus rigoureuses sur l'action toxique des anesthésiques en question. Ces fluides volatils peuvent bien laisser, après la mort, les organes imprégnés de l'odeur qui leur est propre, mais à coup sûr il ne doit rester sur la matière que des traces problématiques de leurs effets; nous n'en exceptons pas même les bulles d'air ou de gaz trouvées dans le sang, et sur lesquelles M. Malgaigne a tant insisté, ainsi que les diverses altérations de ce liquide, altérations qui, au point de vue où elles ont été déterminées, ne sauraient avoir qu'une importance secondaire.

Nous devons à deux circonstances fortuites d'avoir pu constater, d'une manière non équivoque, l'action toute-puissante d'un agent thérapeutique contre les effets d'inhalation d'éther et de chloroforme.

Guidé par ces données du hasard, nous avons provoqué ensuite des expériences directes sur les animaux, et nos résultats ont été pleinement satisfaisants. Avant d'aborder ces données avec les faits qui leur ont servi de base, qu'on nous permette de donner une courte appréciation qui, tout hypothétique qu'elle puisse paraître, découle cependant de l'observation sévère des phénomènes extraphysiologiques qui surgissent sous l'influence des inspirations de chloroforme, se succèdent ensuite avec plus ou moins de rapidité, soit qu'on s'arrête quand on a obtenu le sommeil et le relâchement musculaire, soit qu'on poursuive jusqu'à ce que la cessation de la vie ait lieu.

Nous ferons grâce des trois périodes admises par tous les meilleurs observateurs dans l'action anesthésique qui accompagne l'éthérisation ou la chloroformisation; mais nous ferons remarquer, ce que personne n'ignore, que c'est le cerveau, centre de la vie de relation et de perception, qui reçoit, n'importe de quelle manière, l'influence de ces agents. L'excitation avec les mouvements parfois convulsifs des membres au premier abord, témoigne de cette influence subie par les centres nerveux de relation et de perception ; le collapsus, le sommeil avec relâchement des muscles et annihilation plus ou moins complète des perceptions le prouvent ensuite d'une manière irrésistible.

Ne voit-on pas là une analogie entre ce qui se passe dans la congestion cérébrale qui marche avec tout son cortége pour arriver à l'épanchement avec toutes ses conséquences, et l'action chloroformique sur la masse encéphalo-rachidienne, sauf la durée du temps que mettent l'un et l'autre de ces états pour arriver aux mêmes fins, sauf la différence des lésions anatomiques que l'un et l'autre laissent à leur suite?

Le relâchement musculaire et l'insensibilité qui succèdent ou accompagnent le sommeil chloroformique, constituent évidemment une paralysie momentanée, succédant à des troubles passagers subis par le cerveau, tout le prouve. Voilà pour l'état le plus simple. Dans cet état, les fonctions de la vie nutritive s'exécutent encore en plein ; seulement les organes qui participent de la vie de relation et de la vie organique, c'est-à-dire qui reçoivent avec les nerfs émanant du système ganglionnaire, quelques filets nerveux du système céphalo-rachidien, commencent aussi à subir une certaine atteinte dans leurs fonctions, de la part des anesthésiques.

Que si, volontairement ou involontairement, l'action anesthésique est portée plus loin, c'est dans les organes de la vie nutritive que se poursuit la diminution ou la suspension des fonctions, n'importe par quel intermédiaire le système ganglionnaire reçoive l'influence.

Vous avez suivi le pouls pas à pas, vous l'avez vu se précipiter en même temps qu'il devenait moins énergique et se concentrait. Tout d'un coup, ou progressivement, il vous fait défaut, il se retire, il s'éteint par cessation des battements du cœur. La respiration ralentie ou stertoreuse finit aussi par faire défaut, et cela presque en même temps que la circulation, sinon un peu avant.

Quand la mort arrive rapidement, il est difficile, impossible même de suivre pas à pas le décroissement de toutes les fonctions jusqu'à leur cessation absolue. C'est presque un coup de foudre, une sidération qui interrompt la vie *ex abrupto*.

Quoi qu'il en soit, il est certain que les premiers troubles réels sont ressentis par le cerveau dans l'éthérisation et la chloroformisation ; que c'est à la suite de ces troubles portés à un plus haut degré que survient la paralysie momentanée et plus ou moins incomplète des organes de la vie de relation : ceux de la vie nutritive continuent à fonctionner ; mais bientôt, si l'anesthésie devient plus forte ou plus prolongée suivant les individus, la même paralysie s'empare de ces derniers, ce dont on juge par la diminution, l'abolition de leurs fonctions, par le défaut de sensibilité à leurs excitants propres. C'est donc quand ces derniers organes commencent à être attaqués dans leurs fonctions que commence le danger. Aussi a-t-on eu raison de dire que, dans ce cas, le pouls est le meilleur régulateur, celui qu'il faut consulter sans cessé.

Mais les choses ne marchent pas toujours avec régularité dans ces sortes d'opérations. Souvent les mêmes doses aspirées pendant le même même temps et de la même manière, qui ont produit le sommeil et le relâchement musculaire sur un sujet, sont suffisantes pour entraîner la cessation de la vie sur un autre individu. Or, à part les habitudes morbides dont on peut tenir soigneusement compte sur les malades qu'on veut soumettre aux inhalations, tout est presque imprévu et la plus grande habileté peut se trouver surprise.

Partant de ces données que la vie de relation commence la première à s'amoindrir et cesse sous l'influence d'une modification subie par le cerveau, et que la vie organique s'émousse, s'éteint ensuite soit parce que le système ganglionnaire a subi la même influence que le système cérébro-spinal, soit parce que la perturbation éprouvée par celui-ci a été tellement forte, centrale, qu'elle suffit pour entraîner une mort immédiate comme dans l'apoplexie foudroyante; il demeure démontré pour nous que c'est sur le système nerveux que se porte toute l'action des anesthésiques, qu'un seul de ces systèmes ou que tous les deux participent à la fois à cette action.

Evidemment c'est par voie d'absorption que les anesthésiques vont porter leur action sur les systèmes nerveux; partout ailleurs, pour les organes ou systèmes qui leur servent de conducteurs, les désordres qu'ils occasionnent par leur passage ne sont que secondaires.

Les désordres que laissent à leur suite, sur le système nerveux, l'éther ou le chloroforme sont invisibles, introuvables à l'œil nu ou armé de la loupe : ils n'en existent pas moins pour cela ; de même que dans certaines névroses, pour ne pas trouver d'altération nerveuse appréciable, nous n'en restons pas moins convaincus qu'il en existe une insaisissable à nos sens.

C'est avec de telles idées sur l'action des anesthésiques que nous avons saisi la corrélation de deux faits que le hasard nous a fournis, pour en conclure à une action thérapeutique.

En février 1847 nous opérions à Givet, et au moyen de l'électro-puncture, un anévrysme de la sous-clavière gauche sur une vieille demoiselle. Cette opération a été, en 1849, le sujet d'un rapport à l'Académie de médecine.

Dans l'intention d'épargner à notre malade des souffrances que nous savions être très-intenses à la suite de cette opération, nous l'avions préalablement endormie au moyen des inhalations éthérées.

Ces inhalations avaient été prolongées pendant dix minutes; le relâchement musculaire, la perte de la sensibilité, le sommeil étaient tels, au bout de ce temps, que nous pouvions implanter quatre aiguilles d'un assez fort calibre et à une profondeur d'un pouce dans le sac anévrysmatique, sans que la malade en eût la moindre conscience. Des essais avaient été faits auparavant pour s'assurer de l'insensibi-

lité de notre opérée; à peine les pôles de notre pile à auges furent-
ils mis en contact avec une des paires d'aiguilles, qu'il y eut des secousses musculaires telles, que quatre aides ne pouvaient suffire à
maintenir la patiente, et qu'en quinze à vingt secondes celle-ci était
complétement réveillée. Le pouls avait pris une énergie et une accélération qui contrastaient avec la flaccidité et la rareté de ses battements pendant le sommeil.

Nous essayâmes, mais en vain, de rendormir la malade durant
le cours de l'opération qui ne dura pas moins de trente-sept minutes.
Nous ferons remarquer que précédemment, dans deux cas d'extirpation de tumeur sous-axillaire avec dégénérescence des glandes de
cette région, opérations qui avaient duré quarante-sept et cinquante-
deux minutes, l'éthérisation avait maintenu ses effets jusqu'au moment où nous réunissions les bords de la plaie au moyen de points
de suture, et cela malgré les vives souffrances que causent d'usage
ces dissections longues et pénibles.

Ce premier fait nous frappa et tendit à nous démontrer que l'é-
lectricité a la propriété de faire cesser rapidement le sommeil, l'insensibilité et le relâchement musculaire produits par les inhalations
d'éther.

CAS DE MORT APPARENTE PAR LE CHLOROFORME.

A un an de distance, en 1848, nous avions à employer encore
l'électro-puncture sur un fils unique de 16 ans, le jeune Lefèvre
(de Ménil-Saint-Blaise, près Givet). Ce garçon portait depuis nombre
d'années un chapelet ganglionnaire qui, occupant les deux parotides
et chaque région cervico-maxillaire, venait contourner la région cervicale antérieure et causait des troubles dans la respiration et la dé-
glutition. Deux ans de traitement, entre les mains de divers médecins, n'avaient rien fait pour cette masse indurée.

En présence des accidents auxquels elle donnait lieu, nous pen-
sâmes que nous pourrions peut-être en provoquer l'inflammation
et la suppuration partielles par l'électro-puncture appliquée sur divers points et en diverses séances.

La première eut lieu le 8 février. Nous avions eu la précaution
d'endormir le jeune malade au moyen du chloroforme. Il avait fallu
trois minutes pour obtenir le sommeil, le relâchement musculaire et
l'insensibilité. Deux fortes aiguilles furent implantées, à la profondeur de trois quarts de pouce, dans une masse ganglionnaire qui
comprimait le larynx et le pharynx. Le jeune Lefèvre n'eut pas la
moindre perception de cette implantation. L'électricité mise en jeu,
comme dans le précédent cas, détermina immédiatement des secousses musculaires générales; des cris, des plaintes furent poussés par
le malade avant qu'il parût réveillé; en une minute et demie il avait
recouvré sa pleine connaissance et toute sa sensibilité, en sorte qu'il
eut toute la peine du monde à supporter le restant de l'opération qui

dura dix minutes. Au bout de huit jours, toute cette masse sur laquelle on avait agi était enflammée. Une seconde séance eût lieu pour agir sur le paquet qui comprimait la carotide gauche. Nouvelles inhalations chloroformiques dirigées de la même façon que précédemment, c'est-à-dire avec un mouchoir imbibé de la liqueur et placé sous le nez. Cette fois, au bout de trois minutes et demie, non-seulement il y avait relâchement musculaire, insensibilité complète, mais nous nous trouvions en présence d'accidents redoutables. Tout d'un coup la tête se renversa en arrière et la face devint violacée ; la peau se couvrit de sueur froide, la respiration devint très difficile, embarrassée, entrecoupée, râlante, il s'échappait de l'écume par la bouche ; les mains étaient refroidies, et le pouls, que nous avions cessé un instant d'explorer, donnait des pulsations tellement faibles et profondes que nous avions toute la peine à les sentir, encore ne s'offraient-elles pas distinctement sous le doigt. L'oreille placée sur le cœur nous révélait plutôt un faible tremblotement de cet organe que des contractions ; les deux temps n'étaient plus séparés. Ce résultat était-il dû à un manque de précaution de la part de notre aide fort intelligent, ou bien résultait-il de dispositions nouvelles du sujet? Toujours est-il qu'instruit par l'expérience de notre vieille demoiselle et par ce qui s'était passé sur notre jeune malade dans la précédente séance, notre premier soin fut de mettre l'électricité en jeu. Deux aiguilles furent promptement implantées, l'une à la base occipitale à l'origine de la moelle, l'autre sur le milieu de l'épine dorsale ; et les courants électriques mis en contact avec elle, les secousses musculaires furent instantanées ; les parois thoraciques exécutaient des mouvements incomplets de dilatation et d'abaissement. Le pouls, insensible, commença rapidement à se dessiner ; les battements du cœur reprirent de l'énergie, quoique tumultueux.

Pendant ce temps, un aide débarrassait soigneusement la bouche de l'écume et des mucosités qui l'obstruaient ; des frictions étaient exercées sur les membres inférieurs ; en cinq minutes notre jeune malade passa de cet état voisin de la mort à la connaissance et à la perception de toutes les sensations. Il est vrai que deux fois on lui avait insufflé de l'air par les narines pour aider aux fonctions des poumons qui se dilataient et revenaient mécaniquement sur eux-mêmes sous l'influence de l'action électrique ; quand il fut en pleine connaissance, ce jeune homme, encore tout pâle, fut transporté en plein air et se reposa pendant dix minutes. Il n'avait aucune conscience de ce qui s'était passé ; après ce laps de temps, il fut soumis à la séance d'électro-puncture contre la masse ganglionnaire. Les souffrances furent très-grandes, et il eut toute la peine possible pour les supporter jusqu'au bout.

On ne peut nier la part d'influence qu'a eue l'électro-puncture pour ramener d'un état si menaçant, à l'état physiologique des fonctions, un malade pour lequel nous avions été saisi d'épouvante. Que l'on compare ce résultat avec ceux obtenus dans quelques cas rares,

mais analogues, au moyen de manipulations et médications variées !
Qu'on veuille bien se rappeler que, dans ces derniers, les médecins,
quand ils n'ont pas eu la douleur de voir succomber définitivement
leurs malades, ont eu à supporter des heures entières d'angoisses
avant de les voir rappelés franchement à la vie, et l'on se fera une
idée assez précise de la puissance d'action de l'électricité comme
moyen thérapeutique à employer dans ces circonstances malheu-
reuses !

Il ne nous fallait pas moins que ce dernier fait pour entraîner définitivement notre conviction personnelle et nous déterminer à des
expériences qui, si elles concordaient avec ces données, devaient
asseoir le jugement d'une manière définitive.

Voici ces expériences que nous rapportons avec autant de brièveté
que de précision possible, expériences faites à Givet devant MM. Rolle
et Godfrin.

Exp. I. — Un chien de forte taille, vigoureux et bien portant, est
soumis aux inhalations de chloroforme. Nous nous servons d'une vessie
de bœuf pour récipient de la liqueur. Cette vessie, taillée à large ouverture supérieurement, permet l'introduction presque complète de
la tête de l'animal. Après avoir versé dans son intérieur environ
10 grammes de chloroforme, nous enchâssons la tête de l'animal dedans, en interceptant toute communication avec l'air atmosphérique.
Le chien se débat vigoureusement pendant quelques minutes en poussant des grognements sourds et montrant un œil étincelant et injecté.
puis il tombe tout à coup dans une immobilité absolue avec relâchement musculaire.

Les mouvements respiratoires sont imperceptibles ; la respiration est
entrecoupée, irrégulière, stertoreuse. Le pouls, que nous explorons à
la carotide, est excessivement fréquent, puis faible ; il devient insensible
et disparaît d'une manière absolue. La respiration avait cessé de se
faire entendre. Il y a cinquante-deux secondes qu'on a commencé les
inhalations chloroformiques, les paupières recouvrent les yeux à demi.
Ceux-ci sont insensibles à la lumière et présentent un aspect vitré, le
cœur est le dernier organe qui a conservé encore quelques légers trem-
blotements, mais il cesse à son tour d'agir. En moins d'une minute
l'animal avait été foudroyé, la vie avait cessé ; l'absence de respiration,
de tout mouvement du cœur, la disparition du pouls, l'aspect des yeux,
voilà des signes qui autorisaient à le croire, et pour n'être point sujet
à erreur, un fragment de glace fut placé pendant quelques secondes
devant les narines sans être entaché de cette vapeur condensée qui
vient s'appliquer à la surface pendant l'acte de la respiration. De l'é-
cume s'écoulait lentement par la bouche de l'animal.

Pendant cinq minutes on l'expose au grand air en lui imprimant des
mouvements thoraciques analogues à ceux qui ont lieu pendant la respiration, pour voir si, dans ces conditions, il s'opérerait un retour à la
vie ; précautions inutiles, la mort se confirme.

Nous soumettons alors le cadavre aux courants électriques au moyen
de deux aiguilles implantées profondément, l'une vers l'articulation
occipito-altoïdienne, l'autre vers le milieu de la région lombaire dans

les gouttières vertébrales. Quelques légers mouvements des membres ont lieu d'abrd, puis à mesure que la pile fonctionne, tous les muscles du corps semblent entrer en secousse. La tête de l'animal se soulève légèrement, les parois thoraciques sont prises de mouvements analogues à ceux de la respiration, mais ces mouvements ne sont pas très-prononcés. Pendant dix minutes, l'électro-puncture est continuée, les secousses musculaires se prononcent de plus en plus, les membres sont surtout agités. Il y a des mouvements de la totalité du corps. Le cœur lui-même subit l'influence de l'électricité ; il entre en action, mais il n'y a pas de mouvement distinct de contraction. On perçoit, avec l'oreille appliquée à la région précordiale, quelques mouvements vermiculaires de cet organe sans impulsion saillante. Le pouls reste constamment muet. Au bout de dix minutes on abandonne le cadavre.

Exp. II. — Chien de taille moyenne, bien portant, soumis aux inhalations de chloroforme par le système de la vessie, mais avec la précaution de laisser arriver en même temps de l'air atmosphérique devant les narines de l'animal. Sommeil, relâchement musculaire et insensibilité en trois minutes et demie. La respiration, d'abord précipitée au commencement des inspirations chloroformiques, devient calme avec le sommeil ; le pouls donne dix pulsations de moins qu'avant l'opération. Nouvelles inhalations, en interceptant presque entièrement l'arrivée de l'air atmosphérique. La respiration s'accélère rapidement, devient entrecoupée, puis stertoreuse, incomplète et enfin râlante ; écume à la bouche, le pouls se rapetisse, s'agite, se concentre et finit par n'être plus senti, mais le cœur a encore des mouvements ondulatoires appréciables. Tous ces phénomènes se sont produits en vingt-cinq secondes à partir des nouvelles inhalations. L'œil est devenu terne et la pupille énormément dilatée. Application des courants électriques comme dans le cas précédent. Secousses immédiates dans les membres et puis par tout le corps, mouvements des mâchoires qui s'ouvrent et se referment alternativement. Dilatation et affaissement successifs des parois thoraciques. Le pouls demeure encore insaisissable, les battements du cœur sont confus, faibles, lointains, sans impulsion. Tout cela au bout de quinze secondes. Quinze secondes après, le pouls devient sensible, il est filiforme. La respiration s'exécute à grandes secousses, elle est bruyante ; il y a mouvement des lèvres avec une sorte de clapotement ; on enlève l'écume et les mucosités qui obstruent la bouche. Enfin en une minute et demie, l'animal est debout sur les jambes, il chancelle, la tête et les oreilles basses, le regard hébété, la queue tombant entre les jambes.

Pendant une minute encore on fait fonctionner la pile. Alors l'animal nous échappe en poussant des cris aigus, il se met à courir toujours en chancelant. Sa démarche est incertaine, il va errant à l'aventure et se heurtant contre divers meubles ; peu à peu il se remet complétement. C'est ainsi qu'après avoir erré pendant cinq minutes on lui ouvre la porte du jardin, dans lequel il se précipite pour aller se poser sur son derrière. On lui présente de l'eau qu'il boit avec avidité, ayant encore quelque chose d'égaré dans le regard.

Dans cette seconde expérience nous avons cherché à déterminer les plus funestes effets de la chloroformisation en tâchant cependant de nous arrêter à temps pour ne pas permettre la cessation de la vie. On a vu que le chien en était arrivé à une position tellement compromettante que la vie semblait éteinte ; le moindre degré en plus, et nous nous serions trouvé encore en face d'un cadavre.

Eh bien ! c'est dans cette position qu'au bout de cinq minutes et rien qu'au moyen de l'électro-puncture, l'animal est revenu à lui. Pour mieux démontrer l'influence de l'électricité, nous avons fait le lendemain et sur le même chien une autre expérience.

Exp. III. — Vingt-quatre heures après, le même chien est soumis de nouveau aux inhalations de chloroforme, avec la précaution de laisser arriver à ses narines de l'air atmosphérique en quantité. Il faut cette fois six minutes pour le plonger dans le sommeil et le relâchement musculaire. Toutes les fonctions de la vie nutritive continuent à s'exécuter avec régularité, la respiration et la circulation s'exécutent sans désordre. On peut piquer impunément l'animal : pas de signes de sensibilité ; on lui pratique une large incision sur la cuisse droite ; les lambeaux de la plaie sont disséqués dans une certaine étendue, puis affrontés au moyen de points de suture ; l'animal n'a pas poussé un cri, pas fait un mouvement. Il s'est écoulé dix minutes pour les divers temps de cette opération, et le chien dort toujours ; on le transporte alors dans le jardin à l'air libre. Il y reste toujours couché dans une immobilité complète. Au bout de douze nouvelles minutes, c'est-à-dire vingt-deux minutes après la chloroformisation, il y a des mouvements de tête : le chien cherche à la soulever, mais elle retombe aussitôt ; pendant cinq minutes il recommence ces tentatives avec le même résultat, il se dresse ensuite sur ses pattes pour retomber de tout son poids, puis se redresse de nouveau, fait quelques pas en chancelant, cherche à lécher la plaie et se laisse choir de nouveau pendant cette manœuvre. Il fait ainsi des tentatives pendant quelques minutes encore ; ses mouvements sont comme automatiques, l'animal est encore évidemment étourdi. Ce n'est qu'à la trente et unième minute qu'il parvient à se tenir solidement sur ses jambes et à lécher sa plaie avec une certaine précision, mais son regard offre encore quelque chose de stupide. A la trente-cinquième minute il paraît reprendre son état normal et boit avec avidité de l'eau qui lui est offerte.

Voilà un résultat comparatif qui fait voir clairement combien l'électricité a de puissance pour annihiler les effets du chloroforme, puisqu'ici l'animal ayant été endormi avec précaution, c'est-à-dire en lui ménageant l'introduction de l'air dans les poumons, il s'écoule au moins trente et une minutes avant que les effets du chloroforme soient dissipés, et cela après une opération qui eût été très-douloureuse sans le sommeil anesthésique, tandis que vingt-quatre heures avant, sur le même sujet, les inhalations chloroformiques ayant été poussées aussi loin que possible pour déterminer des accidents graves sans toutefois arriver à la cessation absolue de la vie, on a vu revenir l'animal à pleine connaissance et à la sensibilité normale au bout de deux minutes et demie. Nous défions qu'il y ait rien de plus concluant.

Exp. IV.—Chien de très-grosse taille, très-vigoureux, soumis aux inhalations de chloroforme au moyen de la vessie et avec interception presque complète de l'air atmosphérique. L'animal, quoique garrotté, se débat pendant quelques secondes (12 à 15) avec violence, puis ne fait plus que des mouvements faibles, puis reste comme foudroyé en une minute. On le croirait mort, si la main approchée des narines ne sentait un peu de chaleur produite par l'air expiré. Le pouls est exploré en ce moment. Il est encore très-sensible et se fait remarquer par son extrême fréquence; on continue les inhalations de chloroforme pendant une demi-minute encore ; le pouls qui ne donne plus que la sensation d'un faible tremblotement s'efface et fuit; l'oreille, appliquée sur la région précordiale, perçoit encore un frémissement de cet organe, mais sans battements appréciables, sans distinction d'aucun bruit. Il y a miction involontaire d'urine, et apparition d'écume à la bouche. Deux aiguilles sont rapidement implantées dans la même situation et aussi profondément que dans les expériences précédentes.

L'électricité est mise en jeu, aussitôt les membres sont agités de mouvements faibles d'abord, mais successivement et graduellement augmentés au point d'arriver à des secousses violentes. Tout le corps, y compris la tête, finit par participer à la mise en action des muscles. Ces mouvements, désordonnés dans le principe, se régularisent ensuite, à tel point que les parois thoraciques finissent, au bout d'une minute et vingt secondes, par agir en guise de soufflet par leur élévation et leur abaissement successifs.

Au bout de deux minutes, les narines happent l'air extérieur avec mouvement bruyant des lèvres qui, à l'expiration, projettent au dehors une écume dont on a soin de débarrasser la bouche. Les artères battent, mais les pulsations en sont fréquentes, irrégulières, précipitées. Au bout de deux minutes et demie, l'animal pousse des cris sourds et commence à se débattre avec énergie. Ses cris deviennent de plus en plus plaintifs et perçants ; au bout de trois minutes il cherche à se lever. On le débarrasse de ses liens, on continue à faire fonctionner la pile, mais ce chien vigoureux et de très-forte taille se débat avec tant d'énergie, en poussant des cris menaçants, qu'il finit par nous échapper. Il court avec précipitation et en chancelant. Son regard est inquiet et à travers l'hébétude qu'il présente encore on peut lire un commencement de fureur ; ce chien exaspéré, mais non solide sur ses jambes, heurte tout ce qu'il rencontre. La porte du jardin lui est ouverte, il s'y précipite en criant et court sans direction précise pendant quatre minutes. Dans ce laps de temps sa marche s'est raffermie, son air effaré s'efface, des besoins de défécation se font sentir, il cherche à y satisfaire à différentes reprises et en prenant des poses naturelles, mais sans pouvoir y parvenir. En sept minutes, à dater du moment de l'application de l'électro-puncture, ce chien paraît jouir de tous ses sens. Il fuit quand on l'approche, comme s'il redoutait un nouveau danger.


Exp. V. — Dans cette cinquième et dernière expérience nous faisons encore servir le même chien quarante-huit heures après la première opération. Dès le lendemain il avait cessé d'être craintif et avait récupéré sa confiance habituelle. Dans la deuxième opération qu'on lui fait subir, les inhalations chloroformiques sont dirigées de façon à permettre en même temps à l'animal de respirer assez largement l'air atmosphérique. Aussi s'écoule-t-il un temps assez long pour obtenir le sommeil et le relâchement musculaire complet qui n'arrivent qu'au bout de dix minutes et après bien des débats.

Quand on s'est assuré de l'insensibilité générale et entière du chien, quand on s'est assuré que la circulation et la respiration continuent à s'exécuter avec régularité, divers moyens sont mis en usage pour le tirer de son sommeil et éveiller sa sensibilité. Des aspersions d'eau froide sur tout le corps et sur la tête, des titillations de la muqueuse nasale avec les barbes d'une plume, des frictions sur le corps avec de la laine, des insufflations d'air de temps en temps : tout cela est exécuté pendant dix minutes et sans qu'on ait obtenu autre chose que quelques mouvements automatiques après lesquels l'animal retombe encore dans le relâchement. A la dix-septième minute, la pupille se contracte à la lumière, la sensibilité musculaire reparaît, des piqûres suscitent des mouvements avec plaintes, et à force de piquer la tête sur divers points, il se lève sur son séant, mais pour retomber aussitôt. La tête se redresse fréquemment ; ce chien fait des tentatives continuelles pour se tenir debout et finit par y parvenir à la vingt-cinquième minute. Il paraît être revenu à son état normal, à l'exception d'un certain air d'égarement qu'il conserve.

Cette cinquième expérience, faite sur le même chien endormi avec les précautions qu'on prend d'usage pour les individus auxquels on veut épargner les souffrances d'une opération et arrivé au sommeil avec insensibilité, comme dans les cas ordinaires, est le dernier argument qu'on puissse employer en faveur de l'électricité contre l'action anesthésique. En effet, tandis que dans ce cas il n'y a que sommeil avec relâchement, mais sans troubles des fonctions de la vie nutritive, les moyens mis ordinairement en usage contre les effets trop prononcés de l'inhalation chloroformique ne parviennent à faire cesser le sommeil et l'insensibilité qu'au bout de seize à vingt-cinq minutes, c'est-à-dire dans un laps de temps qui est presque ordinairement la moyenne pour le réveil spontané à la suite des mêmes inhalations ; dans le cas précédent, alors que l'animal avait été amené à un danger imminent pour la vie, alors que celle-ci semblait arrivée à sa dernière limite pour l'extinction, l'électricité rappelle la sensibilité réelle, la perception de la souffrance en deux minutes et demie et en trois minutes met le chien à même de courir. Nous avons vu dans ce court espace de temps les fonctions, sous la dépendance du système ganglionnaire, se rétablir graduellement et progressivement, puis celle de la vie de relation reprendre leur type physiologique, et cela d'une manière tout à fait inverse à ce qui était arrivé par suite des inhalations.

Aussi après de telles expériences sur les animaux, après les deux résultats fournis par le hasard dans deux opérations sur l'homme, la conviction reste entière.

Nos conclusions ne seront ni longues ni circontanciées, nous les résumons dans les suivantes :

1° Les accidents qui résultent parfois des inhalations de l'éther et

24

du chloroforme dépendent de troubles imprimés aux systèmes nerveux et consécutivement aux fonctions qu'ils régissent; comme le
sommeil, l'insensibilité et le relâchement musculaire, obtenus au
point désiré pour soustraire les malades aux douleurs des opérations,
n'arrivent que par un trouble momentané du système cérébro-rachidien.

2° L'électricité mise en jeu au moyen d'aiguilles implantées sur divers points du corps, et notamment sur l'axe cérébro-spinal, réveille
promptement le malade, dissipe l'insensibilité et met immédiatement
en jeu les muscles en état de relâchement.

Elle constitue, d'après nos expériences, le moyen le plus prompt,
le plus sûr, le seul sur lequel on puisse compter pour rappeler à la
vie des malades chez qui les inhalations chloroformiques auraient dépassé les limites prévues par le médecin. C'est à notre sens le moyen
thérapeutique auquel on doit s'adresser immédiatement et sans perdre de temps dans ces circonstances déplorables; et pour compléter
notre pensée, nous dirons que c'est un véritable remède spécifique.
Nous pensons avoir rendu un véritable service à la science en arrivant à cette découverte.

Ajaccio, le 11 octobre 1851.

On vient de lire les conclusions du mémoire. Voici, en présence, les
conclusions données par le *Bulletin de l'Académie des sciences :*

Le *Bulletin* dit : « L'auteur ayant eu, dans le cours de sa pratique
chirurgicale, l'occasion de remarquer que l'on ne pouvait profiter
pour les sujets soumis à la galvano-puncture de l'insensibilité produite par l'inhalation de l'éther, l'action du galvanisme réveillant
aussitôt le sentiment, pensa que ce fait, qui lui était offert par le hasard et qu'il ne tarda pas à voir se reproduire, pouvait être le point
de départ de recherches utiles.

« Il entreprit, en conséquence, une série d'expériences sur les
animaux vivants et vit se confirmer l'espoir qu'il avait conçu. Ces
expériences font le sujet du mémoire qu'il soumet à l'appréciation
de l'Académie et qu'il termine dans les termes suivants :

« L'électricité mise en jeu au moyen d'aiguilles implantées sur di-
« vers points du corps, et surtout dans la direction de l'axe cérébro-
« spinal, réveille la sensibilité et met immédiatement en jeu les
« muscles en état de relâchement. Elle constitue, d'après mes expé-
« riences, le moyen le plus prompt, le plus efficace (je dirai presque
« le seul efficace) de ramener à la vie les malades chez lesquels les
« inhalations chloroformiques ont été prolongées au delà du temps
« prescrit par la prudence. C'est le premier moyen auquel on doive
« avoir recours, et des tentatives faites dans une autre direction ne

« m'ont paru amener autre chose qu'une perte de temps qui pour-
« rait parfois être funeste. »

Et le *Bulletin de l'Académie* est signé : FLOURENS.

En tout cas, quelque mutilées, transformées que fussent ces conclusions dans le bulletin académique, elles étaient plus que suffisantes pour m'assurer à tout jamais la priorité de conception d'idée
et de sa confirmation par des expériences, pour que nul ne pût me
la ravir s'il n'arrivait avec des faits antérieurs.

Le 10 novembre 1851, M. Wartemann, un professeur transalpin,
écrivit à l'Académie des sciences pour réclamer la priorité au sujet
de mon mémoire. J'étais alors encore à Ajaccio, car ce n'est que dans
le courant de 1852 que je fus nommé médecin traitant à l'hôpital du
Roule. Ne connaissant point les travaux sur lesquels se basait M. Wartemann pour formuler sa réclamation, j'écrivis à l'Académie pour la
prier de suspendre son jugement, lui annonçant qu'il y avait à l'Académie de médecine un travail de moi, envoyé en 1847, et qui éta-
blissait l'époque où l'idée m'avait été suggérée. On verra, dans
le cours de cet ouvrage, comment dix-huit ans plus tard M. Liégeois,
rapporteur à la Société de chirurgie, a voulu, dans une lettre insérée
le 27 du mois dernier dans la GAZETTE DES HÔPITAUX, exploiter cette
circonstance pour me dénier une priorité qu'il aurait voulu rapporter alors à M. Wartemann, quand dans son rapport il n'avait pas
même cité, n'importe à quel rang, cet auteur suisse.

Quoi qu'il en soit, à ma rentrée à Paris en 1852, je pus prendre dans
les *Bulletins de l'Académie des sciences* connaissance des indications fournies par M. Wartemann, et, à force de recherches, retrouver
ce qu'il avait écrit dans les *Annales de chimie et de physique* publiées
à Bruxelles, 3ᵉ série, t. XII, p. 1, 1848. Titre : *Emploi des courants induits pour rappeler la sensibilité.*

« J'ai fait, dit-il, quelques essais dans le but de vérifier mes pré-
visions. Animaux mis en expérience : un lapin de 3 mois, une poule
de 9 mois et des grenouilles. Ils sont fort sensibles aux secousses
électriques. L'action de l'éther est aussi très-puissante sur eux, principalement sur les grenouilles qu'on doit éviter de mouiller avec
ce liquide.

« Le lapin et la poule paraissent avoir repris plus vite leur sensibilité sous l'influence des secousses d'induction que par la simple
exposition à l'air. Chez les grenouilles, on n'a remarqué aucune différence à cet égard.

« L'éthérisation s'effectuait en plongeant l'animal au sein d'un vase cylindrique de verre, dans lequel on avait déposé des boîtes garnies d'éponges imbibées d'éther. On les recouvrait avec un linge trempé dans l'eau ; on renouvelait de temps en temps l'atmosphère intérieure en soulevant le voile. Une poule, à qui l'on a injecté de l'éther dans le rectum, arrive à l'anesthésie ; l'on fait passer d'une aile à la jambe opposée deux ou trois secousses de l'appareil électro-électrique mis en jeu par un couple de Grove. En continuant les décharges d'une manière très-intermittente, on voit l'animal se débattre, se mettre sur ses pattes, puis s'envoler à l'extrémité du laboratoire, pour retomber peu à peu dans le sommeil insensible sous l'influence de la portion d'éther injectée qui n'avait pas été évacuée.

« Le lapin et la poule ont été soumis à plusieurs expériences successives : le premier, jeune et fort, a succombé six à sept heures après la quatrième épreuve ; la poule, au contraire, a survécu et a pondu un œuf. »

Par les dates, ce travail était postérieur à mon observation d'anévrysme exécutée en février 1847, postérieur également à mon cas de mort apparente par le chloroforme où je ramenai le malade à la vie par l'électricité (février, 1848). Il était postérieur enfin à mes expériences sur les animaux entreprises quatre jours après cette dernière opération. Par le fond, il n'offrait aucune similitude, aucune analogie, sous aucun rapport, avec le contenu de mon mémoire. C'était une réclamation sans fondement ; c'était un mythe lancé par le professeur transalpin. Il ne s'en occupa plus. Il est resté muet depuis les dix-huit ans que la question a été successivement agitée. Il s'est de lui-même fait justice, et il a eu parfaitement raison, ainsi qu'on peut en juger maintenant en pleine connaissance de cause.

Après avoir compulsé tous les journaux scientifiques parus en France et les extraits de publications à l'étranger, je n'ai pu rencontrer qu'un seul cas où l'on ait cherché, dès 1848 ou avant, à employer l'électricité pour rappeler à la vie un malade en état de mort apparente par le chloroforme. Ce fait se passait le 23 février 1848 ; il était par conséquent postérieur au mien de treize jours, puisque le mien, qui a trait à Lefèvre de Ménil SaintBlaise, près Givet, avait lieu le 10 février de la même année ; et ce fait se passait en Amérique.

Il a pour sujet une mistriss Martha Simons, âgée de 35 ans, qui voulant se faire extraire une dent par son dentiste, fut soumise préalablement au chloroforme le 23 février 1848. Après quelques inhalations, la face devint pâle ; l'opérateur se mit en devoir d'opérer. Après l'opération on s'aperçut que le pouls était faible, puis cessait de battre, et en même temps la respiration s'éteignait. On employa tous les moyens, jusqu'à la respiration artificielle pour la rappeler à la vie. C'est le docteur Bacher, qui avait été appelé une demi-heure après, qui l'employa. Il eut recours ensuite à l'électro-magnétisme, mais inutilement; la malade était bien morte. Ce cas est rapporté dans *The American Journ of the medic. science*, april 1848.

En 1853, Jobert (de Lamballe) entreprit à son tour des expériences sur les animaux pour constater l'influence de l'électricité dans les accidents produits par le chloroforme.

Après avoir reproduit mon mémoire, adressé en 1851 à l'Académie des sciences, et dont l'original est resté dans les archives jusqu'au 22 juin courant, date à laquelle je l'ai repris, c'est-à-dire un mois après que j'en ai fait prendre copie textuelle par le secrétariat, pour le publier dans la *Gazette médicale de Paris* du 29 mai 1869, je dois maintenant donner le résumé de celui de Jobert de Lamballe en 1853, tel qu'il est relaté dans le BULLETIN DE L'ACADÉMIE DES SCIENCES.

### 3° DE L'INFLUENCE DE L'ÉLECTRICITÉ DANS LES ACCIDENTS CHLOROFORMIQUES; par M. JOBERT (de Lamballe).

Je viens demander à l'Académie des sciences la permission de lui faire connaître des expériences concernant les moyens de combattre les accidents qui peuvent survenir dans l'administration du chloroforme. Ces expériences ont été pratiquées sur différents animaux, tels que chiens, chats ou lapins, etc., que j'ai placés dans les conditions suivantes :

Tantôt la tête de l'animal a été plongée dans une vessie qui ne renfermait que des vapeurs chloroformiques.

Tantôt, enfin, le chloroforme a été administré au moyen d'une éponge concave que l'on approchait graduellement du museau de l'animal, et que l'on maintenait au devant des fosses nasales de manière à ce qu'il s'y introduisît naturellement un libre courant d'air et de chloroforme.

Dans le premier cas, l'action du chloroforme est instantanée et souvent foudroyante; le cœur et la respiration sont arrêtés subitement.

Dans le second cas, les mêmes phénomènes se sont reproduits, mais non plus avec la même instantanéité.

Enfin, dans le troisième mode d'expérimentation, la marche des phénomènes a été lente, comparée à ce qui s'est produit dans les deux autres.

Dans la première série d'expériences, où la quantité de chloroforme absorbé était considérable, tous les phénomènes se sont pour ainsi dire confondus, tant l'intoxication était rapide ; la résolution, l'absence de respiration et la cessation des contractions du cœur avaient lieu pour ainsi dire en même temps, tandis que ces mêmes phénomènes ont été distincts et faciles à analyser dans les expériences ou l'hématose se produisait en même temps que l'anesthésie.

Lorsque le chloroforme a été administré sans mélange, j'ai pu, malgré ses effets foudroyants, rappeler à la vie un petit nombre d'animaux dont le cœur se contractait encore, bien qu'on n'en sentît plus les battements.

Lorsqu'une faible quantité d'air était mêlée au chloroforme, la respiration et les battements du cœur persistaient plus longtemps, et j'ai eu moins de peine à obtenir le même résultat.

J'appelle plus particulièrement l'attention sur les effets obtenus dans la troisième série d'expériences, où j'ai exactement employé les mêmes moyens que lorsqu'on a à soumettre un malade aux vapeurs anesthésiques...

Il ressort clairement de mes expériences que, lorsque le cœur a cessé de fonctionner depuis quelques instants, il est inutile de chercher à rappeler une vie qui n'est plus... Mais tant qu'on n'en est pas arrivé là, on doit conserver l'espoir de ranimer l'existence prête à s'éteindre, et pour cela il n'y a pas de moyen plus énergique que l'emploi de l'électricité ; c'est ce que reconnaîtront, je l'espère, tous ceux qui voudront prendre connaissance des expériences que je rapporte dans ce mémoire.

Deux méthodes ont été employées pour diriger l'électricité sur les organes animateurs, ou sur les agents qui leur transmettent le mouvement et la sensibilité. Tantôt elle a été mise en jeu à la surface du corps au moyen d'éponges excitatrices ; tantôt elle a été poussée à travers les organes à l'aide de l'électro-puncture...

L'électricité, malgré son énergie, ne peut, comme je viens de le dire, ranimer les contractions du cœur lorsqu'elles ont été abolies. Mais lorsque la circulation n'est pas encore complétement arrêtée, lorsqu'il existe encore une certaine vitalité chez l'animal, l'électricité, appliquée sur les surfaces muqueuses buccale et rectale, suffit pour ranimer les organes et pour rappeler les fonctions de l'organisme. Dans les cas extrêmes, il conviendra de recourir à l'électro-puncture, qui peut seule offrir assez de puissance pour retirer les organes de leur torpeur et de leur sidération.

Dans des circonstances aussi périlleuses, le rétablissement de la respiration et de la circulation ne se fera pas immédiatement, et il sera nécessaire de prolonger l'opération pendant un certain laps de temps.

On n'arrêtera les courants et les chocs électriques que lorsque l'animal poussera des cris, et lorsque la respiration et la circulation s'exécuteront de manière à ne plus laisser de doute sur le retour du système nerveux à sa puissance régulatrice et à son influence définitive sur tous les organes qui reçoivent les impressions.

Dans notre mémoire sur l'emploi des anesthésiques, nous avions été conduit à admettre que l'appareil nerveux est directement et exclusivement frappé par le chloroforme ; à l'appui de cette théorie, nous pouvons ajouter maintenant la disparition si complète et si instantanée de la sidération du système nerveux par l'énergique action du fluide électrique. (Extrait des COMPTES RENDUS HEBDOMADAIRES DES SÉANCES DE L'ACADÉMIE DES SCIENCES, t. XXXVII, p. 344.)

Le 26 septembre 1853, je demandai à l'Académie l'autorisation de reprendre mon mémoire pour le publier ; l'Académie accorda. Pouillet en était le détenteur. Quand je me présentai chez lui pour le réclamer, il me reçut assez peu poliment et me répondit qu'il ne savait ce qu'il en avait fait, qu'il le chercherait ; la publication de ce travail avait alors une double actualité. Jusque-là, en auteur confiant, je m'étais bercé de l'espoir d'un rapport académique. Bah ! Le 15 octobre 1853 je réclamai à nouveau mon mémoire par l'entremise du ministre de l'instruction publique. Le *Bulletin* de cette date porte qu'on répondra au ministre que la reprise a été accordée. Nouvelle visite de ma part à M. Pouillet qui, cette fois, me répond carrément qu'il ne sait ce qu'il a fait de mon mémoire, que je l'importune ; et cependant six ans après, en novembre 1859, M. Pouillet le réintégrait dans les *Archives*, après l'avoir égaré ou gardé pendant neuf ans.

On le voit, Jobert (de Lamballe) ne procédait que trois ans après nous à des expériences identiques aux nôtres. Il n'avait, lui, aucun fait clinique confirmatif de ses expériences ; c'est d'après deux faits cliniques des plus concluants remontant à 1847 et 1848 que nous avons institué les nôtres.

Jobert (de Lamballe) connaissait parfaitement au moins les conclusions qu'en avait données le COMPTE RENDU HEBDOMADAIRE DE L'ACADÉMIE DES SCIENCES du 20 octobre 1851 et reproduites par tous les journaux scientifiques. J'ai même la conviction qu'il connaissait le mémoire en entier. A défaut d'autres preuves, je ne veux que celle de la vessie employée comme récipient du chloroforme pour anesthésier les animaux et sa manière de procéder, commençant par la sidération d'abord, puis arrivant graduellement à faire respirer du chloroforme de plus en plus mélangé d'air, et à déterminer dans des expériences successives, comme moi, des phénomènes plus gradués pour arriver au point où, ne sentant plus les pulsations artérielles, on perçoit encore une oscillation du cœur. Dans mes expériences, cette appréciation des oscillations du cœur offrait plus de précision parce que c'était au moyen du stéthoscope appliqué à la région précordiale que nous les constatons, tandis que Jobert ne se servait que de la palpation avec les mains.

Jobert (de Lamballe) ne se contenta pas de lire sou travail devant les académies des sciences et de médecine; d'énoncer le résultat de ses expériences dans tous les journaux scientifiques de l'époque. Il les fit paraître avec grand bruit dans *le Siècle, les Débats, la Patrie*; le monde entier devait en être instruit. C'était en effet une grande idée que celle de l'électricité appliquée à rappeler à la vie dans les cas de mort apparente par le chloroforme. Mais dans les journaux politiques, *Siècle, Débats* et *Patrie*, justice complète me fut rendue sur ma réclamation, pièces en mains, et, dans les journaux scientifiques, la même rectification fut par moi poursuivie.

Jobert n'avait rien ajouté, rien innové ; il n'avait fait que répéter mes expériences, confirmer ma découverte, corroborer mes conclusions. Aussi, à partir de ce moment, il ne s'occupa plus de cette question.

Dans la même année 1853, les cas de mort par le chloroforme ayant atteint une fréquence surprenante, la Société de chirurgie engageait un débat qui fut long et sérieux sur les accidents produits par le chloroforme et les moyens à employer pour ramener à la vie les malades en état de mort apparente par suite de ces accidents. Comme la question de l'électricité était en ce moment dans tout son retentissement, Robert fut désigné dans une commission pour expérimenter à son tour. Il me fit l'honneur de me demander mon concours dans ces nouvelles expériences, pour être sûr de bien contrôler les miennes, qu'il ne connaissait pas. Dans le courant de novembre de la même année, il présentait le résumé de la discussion, et dans la séance du 30 il disait au sujet de l'électricité : « Il me reste à étudier l'agent qui stimule le système nerveux et musculaire : je veux parler de l'électricité. M. le docteur Abeille paraît être le premier qui ait eu la pensée de l'opposer aux accidents produits par le chloroforme. En 1848 il pratiquait l'électro-puncture, etc. » Il cite en résumé mon observation où je rappelai un malade à la vie par l'électricité, observation que l'on vient de lire.

Puis il ajoute plus bas : « Partant de là, M. Abeille entreprit des expériences sur les animaux, etc., etc. » Et plus bas encore il ajoute : « De ces faits M. Abeille a conclu que l'électricité est pour ainsi dire l'antidote de l'anesthésie chloroformique, etc. » Enfin il dit plus loin encore : « Dans ces derniers temps Jobert (de Lamballe) a aussi expérimenté la valeur de l'électricité et les résultats qu'il a obtenus sont à peu près les mêmes que ceux de M. Abeille. » Voilà la question d'initiative, de priorité bien établie par le rapporteur dans la

Société de chirurgie dont Jobert, je crois, était l'un des membres.

Robert lui-même, dans nos expériences communes à Beaujon, avait constaté des résultats à peu près identiques aux miens et à ceux de Jobert (de Lamballe); il avait notamment été témoin que tous les moyens préconisés, y compris l'insufflation d'air et la titillation de la luette, même avec l'ammoniaque, restaient sans effet, ou à peu près, tandis que l'électricité ramenait après eux les animaux à la vie (1). Il avait constaté positivement que, tant que le cœur continuait à se contracter, quoique le pouls fût insensible et la respiration absente, nous parvenions à rappeler les animaux à la vie. Ces expériences étaient d'autant plus précises que nous nous servions du stéthoscope, que nous mettions même le cœur préalablement à découvert dans quelques cas; que, dans d'autres, nous implantions une aiguille dans le cœur pour avoir la preuve directe de la continuation de ses contractions, et cependant Robert conclut ainsi dans son résumé :

« Je pense donc que l'électricité n'est point appelée à rendre les services qu'il serait permis d'espérer d'un moyen aussi énergique. » Cette conclusion était en flagrant désaccord avec ce qu'il avait vu dans nos expériences, et les faits jusque-là observés chez l'homme ne l'autorisaient pas davantage, puisque sur cinq tentatives il y avait eu un succès, et que, dans les quatre où il y avait eu insuccès, il était démontré que l'électricité n'avait été employée que longtemps après la manifestation des accidents, quand on avait perdu un temps précieux à d'autres manœuvres, voire même à la trachéotomie, par conséquent quand le cœur avait cessé complétement de battre.

Quels pouvaient être les motifs d'une pareille conclusion, qui aurait dû, au moins, être plus réservée en face d'un si petit nombre de faits cliniques? Ces motifs résultent de deux circonstances capitales que l'auteur indique sans s'en douter.

Ainsi il dit, après avoir cité le cas dû à M. Dunsmure où l'électricité n'avait été appliquée qu'une demi-heure au moins après l'explosion des accidents : « Je me borne à citer ici l'observation de M. Dunsmure, parce qu'elle offre à la fois le saisissant tableau des accidents produits par le chloroforme, et nous montre *l'inutilité des soins actifs et persévérants dirigés par des mains habiles.* Il me serait facile d'y joindre beaucoup d'autres faits semblables, si je ne craignais d'augmenter indéfiniment l'étendue de ce travail. *Malheureusement l'impuissance de l'art n'y est que trop souvent démontrée, et peut-être suis-je encore autorisé aujourd'hui à persévérer dans la conclu-*

---

(1) M. Brown-Séquart assistait à ces expériences.

*sion de mon rapport, à savoir que l'art ne possède aucun moyen effi-*
*cace d'enrayer la marche des accidents par le chloroforme et d'en*
*prévenir les funestes conséquences.* » Si l'on se rappelle que la discussion à la Société de chirurgie avait lieu à l'occasion de cas nombreux
et successifs de mort par le chloroforme qui avaient obligé la justice
à intervenir quelquefois, et par conséquent que cette discussion tou-
chait à la responsabilité médicale, on ne sera pas étonné que cet esprit, d'ailleurs timoré, ait voulu consacrer ou faire consacrer une
opinion qui, dans tous les cas, devait faire dégager cette responsabilité. C'était philanthropique, mais ce n'était ni profondément
sérieux, ni radicalement vrai. La deuxième preuve de cette préoccupation de Robert résulte de cette phrase écrite plus haut
« Indépendamment de ces objections que l'on peut adresser à l'électricité, il en est une que soulèvent les difficultés de son application.
Il faudrait avoir un appareil électrique fonctionnant auprès de soi
chaque fois qu'on emploie le chloroforme. Cette mesure, qu'il serait
possible d'adopter dans les hôpitaux, ne pourrait certainement pas
passer dans la pratique civile. » C'était là un très-mauvais argument ; car, à supposer qu'il fût bien démontré que l'électricité peut
sauver la vie menacée d'un malade en agissant promptement, avant
que le cœur ait cessé de se contracter, c'est-à-dire avant qu'il
soit mort, quel est l'homme qui se croirait le droit de chloroformer, même avec nécessité absolue, sans se mettre en mesure
d'avoir un appareil électrique prêt à fonctionner, d'autant qu'il est,
comme je l'ai démontré alors, facile, peu dispendieux d'avoir continuellement à sa disposition cet appareil? Après seize ans écoulés,
la même observation de la difficulté d'avoir un appareil à sa disposition s'est de nouveau produite dans la nouvelle discussion de la
Société de chirurgie ; cette fois heureusement le rapporteur, M. Liégeois, mieux convaincu et se servant, du reste comme moi, depuis
longtemps, du petit appareil en boîte portative de Legendre, a riposté
que chacun pouvait avoir à sa disposition ce petit appareil qui offre
plus que la puissance nécessaire pour tous les cas.

Le rapport de Robert, son résumé de la discussion surtout,
sont parsemés d'erreurs matérielles, de contradictions flagrantes
que pouvait à peine justifier la timide préoccupation qui l'ob-
sédait en le rédigeant. Dans un article du 29 décembre suivant,
inséré dans le n° 154 de la Gazette des hôpitaux, j'attaquai avec
courtoisie, mais carrément, ce rapport. Je fis facilement justice de
tous les sophismes, de toutes les contradictions de l'auteur, et j'en
appelai hardiment à de nouvelles observations cliniques. Cet appel
fut si bien entendu qu'en Angleterre, en Amérique, en Allemagne

même, l'électricité fut employée pour combattre les accidents produits par le chloroforme.

On ne recourut généralement que tard à ce moyen, toujours après avoir épuisé les autres en vain, tant les préoccupations enfantées par le rapport de Robert avaient pris de consistance; mais enfin, en tout état de cause, des malades furent sauvés, et dès lors l'électricité appliquée à ce but commença à reconquérir un peu la place qu'elle doit définitivement occuper un jour.

La Société médicale d'émulation nomma l'année suivante une commission pour étudier expérimentalement sur les animaux les effets du chloroforme et les moyens à opposer dans les cas de mort apparente, par conséquent l'électricité. Ludger Lallemand était rapporteur. Ma priorité fut encore ici reconnue; on peut du reste en juger par une citation du *Traité d'anesthésie chirurgicale*, par Ludger Lallemand et Perrin (1862). « On a eu recours aussi, est-il dit p. 496, dans le but de provoquer une stimulation puissante, à l'électricité de la peau, des muscles et même de la moelle épinière. La proposition en fut d'abord faite par M. Abeille dans les circonstances suivantes. Ce médecin, appliquant l'électro-puncture au traitement des adénites cervicales chroniques, avait remarqué que l'action du galvanisme réveillait instantanément la sensibilité des malades auxquels il avait administré du chloroforme pour leur épargner la douleur de la faradisation. Ce contre-temps lui suggéra l'idée d'utiliser cette ressource pendant la chloroformisation; il fit sur divers animaux des expériences qui lui parurent assez significatives pour établir que « l'électricité mise en jeu au moyen d'aiguilles implantées sur divers points du corps et surtout dans la direction de l'axe cérébro-spinal, réveille la sensibilité et met immédiatement en jeu les muscles en état de relâchement. » On voit que ces auteurs ne connaissaient pas mon mémoire, tout en me rendant justice sur la priorité; qu'ils citaient d'après les conclusions insérées dans le *Bulletin* de l'Institut, conclusions qui avaient mutilé les miennes, comme je l'ai prouvé.

Plus bas ils ajoutent: « Quelques années plus tard M. Jobert appela de nouveau l'attention sur ce sujet, etc. »

La science était donc bien fixée jusque-là, tant par le rapport de Robert à la Société de chirurgie en 1853, que par celui de la Société médicale d'émulation en 1855 par Ludger-Lallemand, sur la valeur des travaux publiés et sur leurs dates. Les appréciations sur la valeur de l'électricité appliquée dans les cas de mort apparente par le chloroforme ne semblaient pas très-favorables en raison des données fournies par les observations cliniques; mais cela ne faisait rien à l'affaire. La clinique qui n'avait jamais, excepté dans mon cas de Lefèvre, mis hardiment en avant et de prime abord l'électricité, n'avait pas dit son dernier mot pour infirmer des expériences, d'ailleurs si concluantes.

Bientôt de nouvelles observations furent publiées, où parfois quelques malades furent rappelés à la vie, quoique l'électricité eût été encore un peu tardivement employée.

Il fallut un cas extrêmement remarquable annoncé par M. Léon Lefort, il y a cinq ans, à la Société de chirurgie, pour susciter une deuxième discussion au sein de cette Société. Le malade ou la malade à qui l'on devait pratiquer une opération avait été soumis à l'anesthésie par le chloroforme. A un moment donné, l'opérateur qui avait une pile électrique à sa disposition, saisi d'épouvante par l'apparence de mort imminente du malade par suite des inhalations, prend deux épingles dont l'une fixait le nœud de sa cravate, les enfonce sur les parties latérales du cou, je crois, mais peu importe; il met ensuite les rhéophores de la machine au contact des épingles, détermine des secousses successives, espacées, et eu quelques minutes il a la satisfaction de ramener à la vie le sujet qui lui avait paru voué à une mort certaine. Ici l'électricité, dégagée de toute autre manœuvre, avait obtenu un succès complet.

Tout récemment, en mars dernier, la question a été de nouveau portée devant la Société de chirurgie au sujet d'expériences faites par MM. Legros et Onimus sur les animaux, et répétées devant une commission dont M. Liégeois était rapporteur et MM. Broca et Paulet membres.

MM. Legros et Onimus avaient voulu démontrer deux points dans leur mémoire: 1° que l'électricité à courants continus, le pôle positif placé dans le rectum, le pôle négatif dans la bouche, parvient à rappeler à la vie les animaux asphyxiés par les inhalations chloroformiques, pourvu que le cœur continue encore à battre, et que le même moyen réussit aussi parfois dans la syncope, suite des grandes pertes de sang ;

2° Que l'électricité, même à courants interrompus, par les appareils d'induction, peut avoir des dangers et que l'application des courants continus leur paraît préférable. Ces auteurs, d'ailleurs, ne s'étaient pas occupés de ce qui avait été fait avant eux. Ils ne s'étaient pas assurés si le même mode opératoire n'avait pas été employé; c'était excusable, parce qu'ils avaient été frappés par un fait et qu'ils avaient voulu démontrer ce fait par des expériences répétées sans s'occuper d'autre chose. Cependant vingt-deux ans avant eux, comme on peut s'en convaincre, je m'étais servi uniquement d'un appareil à courants continus (pile à auges) autant dans mes expériences sur les animaux que dans les faits cliniques relatifs à l'homme.

Le rapport de M. Liégeois, inséré dans les numéros des 11, 13 et 15 mai 1869 de la Gazette des hôpitaux, contient, au sujet des expériences de ces auteurs, des erreurs regrettables sur l'interprétation des applications des courants, erreurs que MM. Legros et Onimus ont relevées dans les numéros des 22 et 25 mai du même journal.

Quoi qu'il en soit, M. Liégeois cherche à démontrer, dans son rapport, autant d'après les expériences des auteurs précités que d'après les siennes propres :

1° Que les courants continus rappellent à la vie les animaux chez qui l'activité vitale ne se manifeste plus que par de lents et rares battements du cœur avec absence complète de mouvements respiratoires, insensibilité et relâchement musculaire ;

2° Qu'à l'aide d'appareils à induction dont on affaiblit les courants à volonté et en interrompant les courants de temps en temps, on arrive à ramener plus facilement encore à la vie les animaux mis en expériences, à la condition que les battements du cœur persistent encore, quoiqu'à un faible degré, ce que l'on peut constater au moyen d'une aiguille implantée sur le cœur ;

3° Enfin que l'électricité est supérieure, par son action, à tous les moyens mis en usage en pareil cas pour rappeler les animaux à la vie. M. Liégeois, dans ses conclusions, n'a donc fait que confirmer, ce que j'avais nettement établi d'emblée, dans mon mémoire de 1851, puis ce que nous avions établi en 1853, avec Robert à Beauon, dans nos expériences communes, et que j'avais bien mieux accentué dans mon article n° 154 (1853) de la Gazette des hôpitaux au sujet de l'action de l'électricité au moyen des appareils à induction.

Je disais en effet, dans cet article, que quand le cœur a cessé complétement de se contracter, c'est la mort sans ressource ; que quand le cœur continue à se contracter, quelque faiblement que ce soit, bien qu'il n'y ait plus ni pouls ni respiration, il y a encore possibilité de ramener les malades à la vie. J'ajoutais qu'il est impossible de discerner, quand on se trouve en présence d'un de ces accidents qui vous jettent dans l'épouvante, si le cœur continue à se contracter faiblement ou non, et que la sagesse veut qu'on recoure immédiatement et sans tergiverser à l'électricité qui offre seule des chances réelles de salut. Je disais encore que c'était à l'électro-puncture qu'il fallait donner la préférence en indiquant les points sur lesquels il faut implanter les aiguilles, parce que c'est avec elle qu'on peut agir avec plus de précision.

Après avoir fait observer que l'électricité répétée ou prolongée peut entraîner l'épuisement nerveux au lieu de réveiller son activité, ce que des expériences directes et précises nous avaient démontré à Robert et à moi, j'arrivais à formuler qu'il ne faut déterminer avec un appareil à induction, celui de Legendre par exemple, que des secousses espacées ; j'indiquais même l'espace de quinze à vingt secondes entre les secousses successives.

Le rapport de M. Liégeois n'a absolument trait qu'aux expériences sur les animaux ; il laisse entièrement de côté l'application de l'électricité pour rappeler à la vie l'homme en état de mort apparente par suite de la chloroformisation ; et c'est aujourd'hui l'observation clinique qui doit donner la solution de ce grand problème.

Cependant M. Liégeois, dans ce rapport et en parlant des expériences faites avant MM. Legros et Onimus, avait, volontairement ou involontairement, oublié que dès 1851 j'avais, dans le mémoire qu'on vient de lire et adressé la même année à l'Académie des sciences, traité et complétement résolu cette question autant par des faits cliniques que par des expériences physiologiques sur les animaux. Il avait même été plus loin : au mépris du rapport de Robert sur la même question, seize ans auparavant, devant la Société de chirurgie, des documents contenus dans le rapport de la commission de la Société médicale d'émulation, et de l'énonciation positive de M. Perrin, dans son livre sur l'anesthésie chirurgicale (1862), il m'avait dépouillé de la priorité, qu'il reportait à Jobert (de Lamballe), dont j'avais fait justice il y a vingt ans. Habitué depuis longtemps à respecter les droits scientifiques d'autrui et à défendre les miens avec cette indépendance qui fait seule la force de l'homme qui n'a rien à redouter que des faits précis, je dus réduire à néant les erreurs de ce chirurgien fourvoyé.

Dans le COURRIER MÉDICAL du 10 mai 1869, où un résumé de son rapport avait été donné, et dans la GAZETTE DES HÔPITAUX du 20 du même mois, où il avait été publié *in extenso*, j'obtins justice complète par une polémique où je rétablissais, d'une façon indéniable, les faits et les dates authentiques. Ce fut une question complétement vidée. La seule particularité que je veuille faire ressortir, comme fait scientifique rigoureux, c'est que MM. Legros et Onimus, ayant fait leurs expériences avec des courants continus, et voulant démontrer les avantages de cette manière de procéder, le rapporteur a cité justement des travaux résultant d'expériences faites avec des appareils induits à courants interrompus : tels ceux de Jobert, de Robert et de la Société médicale d'émulation. Il plaçait en quatrième ligne seulement mes expériences exécutées en 1847, 48, avec un appareil à courants continus, justement dans les mêmes conditions où se sont placés, vingt-deux ans plus tard, les auteurs dont il avait à juger les résultats. Si depuis vingt ans je n'ai cessé de revendiquer devant les Académies, dans les journaux tant scientifiques que politiques où la question avait été reprise par d'autres, l'initiative de conception et d'exécution, c'est qu'il s'agit d'une de ces grandes questions qui, une fois résolues, font époque ; et celle-ci est bien près de l'être (1).

Les expériences de MM. Legros et Onimus exécutées avec un appareil à courants continus, celui de Remak, analogue à celui dont je me servais de 1847 à 1851, avec une différence en moins pour la force de tension, par conséquent avec un fonctionnement électrique tout à fait différent de celui des appareils à induction, méritent un très-sérieux examen. Quoique en 1852 et 1853 j'eusse refait de nombreuses expériences sur le même sujet, j'ai voulu aujourd'hui même en instituer de nouvelles comparatives que je relate et dont il me semble découler rigoureusement certaines conséquences. Avec ces résultats, tout ce que peuvent prouver les expériences sur les animaux qui ne sont jamais, surtout pour la question pendante, que des bases à induction, me semble mis en évidence.

#### 4° NOUVELLES EXPÉRIENCES DE L'AUTEUR COMPARATIVES DE CELLES DE MM. LEGROS ET ONIMUS (2).

Exp. I. — Le dimanche 20 juin. Sujet d'expérimentation, lapin très-vigoureux, sans aucune maladie, âgé de 3 mois.

---

(1) On retrouvera à la fin de ce chapitre ma polémique avec M. Liégeois ; c'est un morceau instructif pour les travailleurs qui auraient de la défaillance en présence de contradicteurs qui abusent d'une position officielle pour enterrer des titres scientifiques justement conquis.

(2) Ces nouvelles expériences avec les conclusions qui en découlent et toutes les considérations émises par l'auteur jusqu'à la page 65, ont fait le sujet d'un nouveau mémoire adressé à l'Académie des sciences le 30 août 1869. Le bulletin hebdomadaire de l'Académie en a donné le résumé avec les conclusions à la même date. L'auteur voulait surtout prouver à l'Académie, en s'appuyant sur son mémoire de 1851, que MM. Legros et Onimus avaient été devancés de 20 ans par lui dans l'application des courants continus ; qu'il avait d'emblée résolu à cette époque, tant par les expériences que par les faits cliniques, la grande question de l'électricité appliquée à combattre les accidents produits par l'anesthésie chloroformique, et que cette découverte lui appartient sans conteste. Après les démonstrations identiques aux siennes produites par les expérimentateurs qui l'ont suivi dans cette voie, il avait prouvé par les faits cliniques publiés depuis 18 ans et au nombre de 94, que c'est l'électricité seule qui a donné la vie aux cinq malades qui ont survécu dans ces cas.

A quatre heures neuf minutes quarante-cinq secondes, l'animal est
soumis aux inhalations de chloroforme. Simple appareil dont beaucoup
de chirurgiens se servent encore pour ces inhalations. Un mouchoir
plié en triangle faisant cornet, au fond duquel est un peu de ouate.
M. Laroche, pharmacien distingué, verse 20 à 25 gouttes de chloroforme
sur la ouate. Le museau du lapin, couché sur le flanc droit, est enve-
loppé avec cet entonnoir de linge, de façon cependant à permettre
l'accès de l'air.

Débat violent d'abord de l'animal qui relève à gauche sa tête avec
une certaine roideur du cou. A quatre heures onze minutes, relâchement musculaire complet, insensibilité, après quelques cris de l'animal,
avant de tomber dans le relâchement. La respiration s'exécute librement avec les mouvements ordinaires d'élévation et d'abaissement des
parois thoraciques. Le pouls est très-distinct, fréquent; les battements
du cœur sont perçus distinctement à la main. On continue l'inhalation;
à quatre heures treize minutes, il y a 138 inspirations, tant la respiration s'est précipitée. Le pouls est confus, insaisissable; les battements
du cœur sont tumultueux, indistincts, sans séparation des bruits. En
poursuivant l'inhalation (on verse encore 20 à 25 gouttes de chloroforme), la respiration a cessé complétement à quatre heures quatorze
minutes. La tête se déjette en arrière et pend; la pupille est énormément dilatée, la cornée un peu terreuse : le pouls est complétement
absent. On ne perçoit à la main aucune impulsion du cœur, aucun
mouvement. L'oreille appliquée à la région précordiale ne perçoit aucun battement de cet organe. Cependant je crois sentir comme un frémissement, une petite oscillation. Tous les assistants regardent l'animal
comme bien mort et sourient ironiquement.

J'ai deux instruments, un à courants continus, la pile de Grenet, un
autre à induction, l'appareil en petite boîte de Legendre.

Je veux d'abord agir avec l'appareil à courants continus, d'après le
système Legros et Onimus, en mettant le pôle positif à l'anus, le négatif
à la bouche.

Cet appareil ne fonctionnant pas, je ne puis m'en servir; je perds
une minute. J'implante alors une aiguille à la base de l'occiput, une
seconde sur l'extrémité inférieure de la colonne vertébrale. Au contact des rhéophores de la pile Legendre, secousse qui fait mouvoir la tête
en arrière et les quatre membres dans le sens de l'extension. Tout le
corps est mis instantanément en extension aussi, pour revenir de suite à
la position première. Pas de mouvement respiratoire. Après six secondes, nouvelle applications des rhéophores, nouvelles secousses ame-
nant les mêmes résultats, sans traces de mouvement respiratoire. Tout
le monde est convaincu que l'animal est réellement mort. Je me laisse
aller à cette pensée aussi, bien qu'il me semble que le cœur oscille un
peu plus fort. Toujours absence complète du pouls. De dix en dix secondes, je détermine ensuite quatre nouvelles secousses sans qu'il se
manifeste aucun mouvement de respiration. Cependant le cœur commence à battre sourdement, mais plus distinctement. Septième secousse
au bout de quinze secondes; mêmes résultats. J'attends : au bout de
vingt-cinq secondes, il s'établit sous mes yeux un faible mouvement respiratoire, mais perceptible à l'œil. A la cinquantième seconde après la
dernière secousse, j'en donne une nouvelle, puis deux autres à vingt-
cinq secondes d'intervalle et j'attends. La respiration reprend plus forte,

toujours régulière. A ce moment le pouls est sensible, mais confus, faible, très-fréquent ; on dirait une ondulation de l'artère.

Je laisse écouler une minute : nouvelle secousse. Le lapin soulève la tête et la laisse retomber ; la pupille est beaucoup moins dilatée. Les lèvres de l'animal clapotent un peu en humant l'air. Je le considère comme sauvé. Une minute après, nouvelle secousse. Je pose l'animal sur son ventre. Ses pattes restent inertes ; il conserve cette position, le museau appuyé sur la table ; il respire bien ; le pouls est distinct.

Une minute après, nouvelle secousse ; après ce, je l'abandonne à lui-même. A quatre heures vingt et une minutes, il se meut comme un automate, retombant, mais soulevant sa tête.

A quatre heures vingt-trois minutes on lui présente de l'avoine dans la main ; il en mange. A quatre heures vingt-cinq minutes, il mord sur une feuille de chou. Il se tient assez bien sur ses pattes, mais ses oreilles sont pendantes latéralement et sa tête oscille encore un peu. On le pose dans la cour, où il commence à marcher. A quatre heures trente minutes, il court passablement et se met à manger ensuite continuellement d'une feuille de chou. Le réveil est complet.

Cette expérience est l'exemple le plus fort et le plus frappant de la mort apparente. Depuis plus d'une minute et demie, la respiration a cessé complétement après s'être accélérée prodigieusement. Le pouls avait disparu avant la cessation de la respiration. La main et l'oreille ne percevaient plus aucun battement ni aucun bruit du cœur. Je croyais percevoir une faible oscillation de l'organe, et il fallait bien qu'il en fût ainsi, puisque l'animal est revenu à la vie. L'intoxication, pour avoir été rapide, n'a pas été instantanée, foudroyante ; s'il y a eu asphyxie, c'est par intoxication prolongée.

Exp. II. — Lapin de 2 mois. Commencement des inhalations à quatre heures trente-huit minutes, le 24 juin. On lui laisse respirer peu d'air avec le choroforme ; il se débat violemment, rejette la tête sur le côté gauche ; il crie. La respiration s'accélère et donne 125 à 130 à la minute ; le pouls ne peut se compter, mais on sent les pulsations. On retire un peu le mouchoir pour donner beaucoup d'air. Alors la respiration descend à 104. Nouvelles inhalations. A 41 minutes, soubresauts, mouvements convulsifs, cris, plaintes ; faibles mouvements respiratoires, sensation de tremblotement de l'artère jusqu'à 48 minutes, ensuite mouvements respiratoires en soufflet, incomptables, pupilles énormément dilatées, puis cornée terne, cessation complète de la respiration. Plus de sensation artérielle. La main ne perçoit pas les battements du cœur, l'animal nous paraît bien mort. Deux aiguilles implantées comme dans la précédente expérience ; emploi de l'appareil à courants continus : secousse électrique, qui détermine une extension des quatre pattes et un mouvement en arrière de la tête. Le lapin est étendu sur le côté droit. Six nouvelles secousses à dix secondes d'intervalle, déterminent les mêmes résultats. Un très-faible mouvement respiratoire à peine perceptible s'établit. Le pouls ne reparaît pas, la cornée reste terne.

Pendant dix minutes, secousse de quinze en quinze secondes. Ce faible mouvement respiratoire s'éteint au lieu de se poursuivre. Le cœur n'a jamais donné de contraction. L'animal est laissé mort et abandonné à cinq heures. Ici les courants continus par voie d'électro-puncture, en les interrompant, ont déterminé des secousses semblables à celles de l'observation précédente, mais moins fortes. L'animal n'a pu revenir à la vie.

C'est la comparaison de l'électro-puncture avec l'appareil à induction et avec celui à courants continus.

Exp. III. — Le 27 juin, à quatre heures deux minutes. Lapin vigoureux de 3 à 4 mois, amené à l'insensibilité complète, avec relâchement musculaire, mais la respiration s'exécutant bien et librement, et le pouls très-accusé, au bout d'une minute et demie d'inspiration de chloroforme. Pôle, positif dans le rectum et négatif à la bouche, de la pile à courants continus de Grenet. Pendant deux minutes, rien de bien remarquable ; puis l'animal mâchonne le fil introduit dans la bouche et respire à pleines narines. A la quatrième minute, il soulève la tête ; à la cinquième minute, il se met sur les pattes ; on cesse l'électrisation, on le dépose à terre ; il conserve un peu de stupeur, mais il mord dans une feuille de chou et continue à manger ; à la huitième minute il court.

Ici l'électricité a amené un réveil rapide ; c'est le résultat ordinaire, qu'on agisse par électro-puncture ou par l'électricité appliquée ; seulement l'électricité appliquée ne détermine aucune secousse.

Exp. IV. — Le 28, à quatre heures, en présence du docteur Dalpias et de plusieurs personnes ; c'est le même sujet que la veille qui est de nouveau soumis à l'expérimentation. Cette fois je conduis les inhalations de façon à obtenir un degré beaucoup plus avancé que dans le cas précédent. Les inhalations, avec accès de l'air, sont prolongées pendant dix minutes ; à la quatrième minute il y a sommeil, relâchement musculaire, insensibilité ; à la sixième, des mouvements convulsifs des membres avec 138 inspirations, cris, plaintes qui vont en diminuant jusqu'à la neuvième minute où l'on sent encore un tremblotement de l'artère ; à la dixième minute les quatre membres sont agités de faibles mouvements convulfs, la respiration ne peut plus se compter, il y a un bruit de stertor ; le cœur oscille fortement. C'est un état où l'animal succombe toujours abandonné à lui-même. Défécation, pupilles très-dilatées ; petits et fréquents mouvements des narines.

C'est dans cet état qu'avec la pile à courants continus, pôles positif au rectum, négatif à la bouche, j'administre l'électricité. Pendant deux minutes rien de nouveau que des mouvements respiratoires plus accentués ; à la quatrième minute, mâchonnements de l'animal, mouvement de la paupière supérieure, clapottement des narines ; à la cinquième minute, le pouls reparaît ; bref à la dixième minute, le lapin mord dans une feuille de chou, mais ne peut se tenir debout ; cessation de l'électricité ; à la seizième minute l'animal est sur ses pattes, mange et marche.

Exp. V. — Lapin très-vigoureux de 4 mois, n'ayant jamais servi. 29 juin, inhalations comme d'habitude à trois heures vingt-cinq minutes ; à 30 minutes, après des débats, sommeil, relâchement musculaire, insensibilité, battements du cœur intacts, pouls très-bon ; 96 in-

.spirations à la minute. On r:-tire l'appareil à inhalation. A trente-cinq minutes, l'animal cherche à se mettre sur ses pattes.

Nouvelles inhalations. A trente-sept minutes, respiration ralentie, profonde; 70 inspirations. Cœur tumultueux; pouls très-fréquent, faible, incomptable. A quarante et une minutes, 108 inspirations; pouls oscillant; encore des battements du cœur confus. A quarante-deux minutes, cessation de la respiration et du pouls; puis reprise de la respiration qui monte à 148; convulsions des quatre membres, plus de pouls du tout; cris de l'animal, puis battements tumultueux des flancs qui ne permettent plus de les compter et qui deviennent de plus en plus faibles. A ce moment l'aiguille implantée au cœur oscille encore, mais plus faiblement.

Cessation des mouvements des narines, pupilles dilatées; cornée ternie par le mucus. Au moment où les pôles de la machine à courants continus sont placés dans le rectum et à la bouche, tout battement des flancs a cessé. Les pôles sont laissés huit minutes sans qu'il se soit manifesté de mouvements respiratoires. Par intervalles, il y a eu quatre fois des mouvements ondulatoires des intestins qui, en soulevant un peu les flancs en zig zag, ont fait croire aux assistants que la respiration se rétablissait. Mais après leur avoir expliqué ce phénomène, ils l'ont reconnu au moment où il se produisait pour la cinquième fois, ainsi que je le leur faisais remarquer. Au bout de dix minutes, c'est-à-dire à cinquante-deux minutes, j'ai substitué l'électro-puncture avec l'appareil à induction de Legendre. Secousses de dix en dix secondes. Chaque secousse détermine l'extension des quatre membres et la projection de la tête en arrière. Six secousses ensuite de quinze à vingt secondes d'intervalle déterminent de pareils mouvements. Six nouvelles secousses, à trente secondes d'intervalle chaque, déterminent des mouvements plus faibles; la respiration ne reparaît pas et le cœur n'oscille plus depuis quinze minutes. Enfin, à quatre heures l'électro-puncture ne détermine plus de mouvements accentués; l'animal est bien mort.

Dans cette cinquième expérience, l'animal a été, comme dans la première, amené à un état ressemblant fort à la mort, extrêmement voisin de la mort. L'application des courants continus à l'anus et à la bouche pendant dix minutes n'a rappelé ni respiration ni circulation. La mort etait devenue certaine. L'électro-puncture, par l'appareil à induction, a déterminé des secousses à forces décroissantes; c'était bien le signe de la mort réelle.

Cette expérience prouve irrévocablement que dans deux états identiques de mort apparente, autant que nos moyens d'investigation puissent nous permettre d'en juger, c'est l'électro-puncture qui a le plus de puissance d'action sur les centres nerveux pour rappeler le retour des fonctions en apparence éteintes; de plus, en s'en tenant à la rigoureuse démonstration des faits sur la puissance des appareils employés, il reste démontré que c'est à l'appareil à induction que reste la supériorité, puisque dans la première expérience où l'animal était dans des conditions analogues, sinon pires, il a pu être rappelé à la vie par l'électro-puncture avec cet appareil et après une perte de temps d'une minute avec l'appareil à courants continus qui ne fonctionnait pas.

Exp. VI. — Vendredi 30 juin 1869, devant M. Dalpias et quatre personnes. Dans cette expérience nous nous proposons d'établir un parallèle avec l'expérience première, à savoir : si l'électricité à courants continus, pôle positif au rectum, négatif à la bouche, pourra ramener à la vie l'animal dont on ne sent plus les battements du cœur et dont la respiration a cessé, ainsi que cela a eu lieu dans l'expérience première, où l'électro-puncture, au moyen de l'appareil induit (Legendre), a ressuscité l'animal.

C'est le même lapin vigoureux, de 4 mois, ayant servi le 28, qui est le sujet à expérimenter. A quatre heures deux minutes, inhalations de chloroforme. A quatre heures quatre minutes et quart, après quelques débats, sommeil anesthésique sans dilatation de la pupille, le pouls se conservant bien quoique fréquent et la respiration s'exécutant pleinement ; on continue l'anesthésie. A quatre heures six minutes, la respiration s'accélère, arrive à 120 ; mouvements inspirateurs des narines ; la pupille se dilate ; le pouls est fréquent mais ne peut plus être compté. A sept minutes, la respiration se ralentit ; on croirait qu'elle va cesser, mais elle reprend, profonde, à grands mouvements, et reste à 100. Le pouls est sensible sans pouvoir être compté, à cause de sa fréquence et de sa faiblesse. Nouvelle anesthésie pour atteindre la cessation de la respiration ; on laisse moins d'accès à l'air. A 8 minutes, cris, puis respiration stertoreuse, suspirieuse ; évacuation d'urine et d'excréments ; 136 inspirations ; plus de pouls ; encore un petit mouvement des narines ; pupilles extrêmement dilatées ; agitation des quatre membres, puis de ceux du train postérieur seulement et coïncidant avec les mouvements respiratoires en soufflet. Le cœur, palpé à la main, ne bat plus, il oscille. Nous continuons les inhalations jusqu'à la onzième minute, avec alternatives de presque cessation et d'accélération des mouvements respiratoires ; les narines ne se meuvent plus. A la onzième minute et quelques secondes, la respiration a complétement cessé. L'aiguille implantée sur le cœur éprouve encore un petit mouvement d'oscillation. Electrisation par les courants continus, positif au rectum, négatif à la bouche. Cinq minutes, rien. Alors une aiguille est implantée à la base de l'occipital, une autre sur la fin de l'épine ; courants continus appliqués ; secousses peu violentes ; et, en une minute, les assistants observent un léger battement de flancs ; deux minutes après ces battements cessent, bien que les secousses soient espacées. Les courants appliqués directement n'avaient déterminé aucune secousse dix minutes après la cessation de la respiration. Enfin électro-puncture avec l'appareil à induction ; attouchement de quinze en quinze secondes ; chaque fois mouvements de totalité ; pattes en avant, tête en arrière ; la respiration ne se rétablit pas. A la vingtième minute après la cessation des inhalations, l'animal est abandonné. Il est mort.

Dans la première expérience et avec le même animal arrivé au même degré, plus de pouls, cessation complète de la respiration, dilatation énorme de la pupille, simple oscillation du cœur ; en cinq minutes l'électro-puncture avec l'appareil induit a ressuscité l'animal. La conclusion est simple.

Exp. VII. — 3 juillet. Lapin vigoureux de 3 mois. Inhalations commencées à une heure. Toujours avec le système d'un linge en entonnoir, dans le fond duquel est un peu de ouate sur laquelle est versée la liqueur, ayant soin de laisser arriver de l'air atmosphérique.

A une heure deux minutes, relâchement musculaire, insensibilité, respiration régulière; pouls à 90-100. L'animal reste mollement couché sur le côté droit, la tête reposant sur le même plan; on l'examine après avoir retiré le cornet à inhalations. A une heure trois minutes, nous reprenons les inhalations de manière à déterminer la mort apparente. On ne laisse presque pas arriver d'air atmosphérique; à une heure cinq minutes, le pouls cesse à l'oreille et à la cuisse, après être devenu fréquent, incomptable; le cœur se contracte encore, et à l'auscultation donne encore deux battements distincts, mais faibles; la respiration est à 138, puis à 150. A une heure six minutes, les mouvements respiratoires sont désordonnés, incomptables; c'est un mouvement continuel des flancs; l'animal pousse quelques faibles cris; il y a déjection; la pupille est énormément dilatée, la cornée d'aspect terreux; les assistants, parmi lesquels le docteur Dalpias, écoutent le cœur, ne perçoivent plus de battements distincts, mais une simple oscillation faible, lointaine. La respiration ne s'exécute plus que fort légèrement par un battement des flancs qui ressemble à une ondulation, puis tout mouvement des narines et des flancs cesse. Tout le monde pense que l'on ne pourra pas ramener l'animal à la vie. A ce moment j'implante deux aiguilles, l'une sur la région lombaire, l'autre sur la région occipitale de l'épine. Les pôles de la machine à courants continus déterminent à peine quelques légers mouvements des membres. Au bout de trente secondes, je me sers de l'appareil à induction de Legendre. Six secousses de dix en dix secondes. A chaque secousse, agitation forte de tout le corps; le pouls n'est pas encore sensible, mais la respiration devient plus saillante. Quelques mouvements des narines. Deux secousses à quinze secondes d'intervalle, contraction des paupières, mouvements plus accentués des narines, l'œil se ranime; on croit sentir des pulsations aux oreilles; respiration plus longue; sept nouvelles secousses à vingt secondes d'intervalle; l'animal respire bien, tient sa tête, quoique chancelante encore, sur ses deux pattes de devant; les yeux sont redevenus clairs, la pupille se contracte, on lui présente des feuilles de carotte, il essaye de manger, mais n'y parvient pas encore; le pouls est très-distinct; les battements du cœur violents avec les deux bruits. Abandonné en cet état, l'animal se met sur ses quatre pattes au bout d'une minute; il commence alors à manger un peu, mais il est titubant; une minute après il marche en trébuchant encore et les oreilles pendantes; enfin à la huitième minute après l'état de mort apparente, il mange activement. Cette expérience démontre d'abord que l'appareil à courants continus, dont je me sers, ne produisait pas un effet saillant; dans l'intérêt de l'animal et de l'expérience, j'ai dû me servir de l'appareil à induction, et alors avec des secousses régulièrement espacées, à intervalles prescrits d'avance, et éloignant ensuite les secousses de plus en plus, on parvint à ramener à la vie un animal qui était dans l'état le plus voisin qui se puisse voir *de la mort.*

Exp. VIII. — Dans cette expérience, nous avons voulu, après avoir obtenu lentement et en faisant respirer beaucoup d'air avec le chloroforme un état grave avec cessation du pouls et continuation de la respiration qui se précipitait, rappeler l'animal à la vie par les courants continus, ce qui a eu lieu. Après quelques minutes de repos, nous avons repris l'anesthésie dans les mêmes conditions, et conduit lentement l'animal à la cessation complète du pouls et de la respiration pour voir si les courants interrompus le rappelleraient à la vie.

Lapin fort vigoureux, âgé de 4 mois; expérience commencée à quatre heures quarante-cinq minutes. Anesthésie chloroformique en laissant respirer beaucoup d'air. Après cinq minutes, relàchement complet; 102 inspirations, mouvements de narines aussi fréquents. On ne peut plus compter le pouls à l'oreille, bien qu'on le sente. Une aiguille est alors enfoncée dans le cœur. Après l'acupuncture, réveil spontané de l'animal. Cinq minutes de repos.

A quatre heures cinquante-cinq minutes, reprise des inhalations, même procédé. Après quatre minutes, anesthésie complète; le pouls est bien perçu, la respiration à 120, la pupille dilatée. Après quatre nouvelles minutes, mouvements convulsifs du train postérieur; une minute après les convulsions atteignent les quatre membres; la respiration est à 140, le pouls n'est plus perceptible à l'oreille. A ce moment le pôle positif de la pile à courants continus est placé dans le rectum, le négatif dans la bouche. Après quatre minutes d'électrisation, les paupières commencent à se contracter, la respiration diminue de fréquence et les mouvements sont plus prolongés et réguliers; après six minutes, l'animal se réveille et relève la tête. Cessation de l'électricité. Il reste de l'hébétude pendant sept à huit minutes.

Alors reprise des inhalations toujours avec le même système. Il faut, à partir de ce moment, dix minutes d'inhalations pour amener l'animal à la cessation complète du pouls et de la respiration, ce qui arrive après une très-grande fréquence de l'une et de l'autre. A ce moment la pupille est énormément dilatée, la cornée est terreuse. Je n'ai pu percevoir les battements du cœur. M. Marchand, interne à la Pitié, prétend avoir perçu encore un léger mouvement de l'organe.

Electro-puncture par courants interrompus (appareil à induction de Legendre) pendant dix minutes. Secousses espacées de dix à quinze secondes; mort définitive.

Qu'on remarque bien qu'ici il ne s'agit pas d'asphyxie chloroformique. C'est après quinze minutes d'inhalation que l'animal a pu être sauvé par les courants continus d'un cas ordinairement mortel. Il y avait là intoxication chloroformique et paralysie consécutive du cœur, ce qui est bien différent de l'asphyxie. L'asphyxie, en tous cas, s'il pouvait y en avoir, ne serait que le phénomène ultime de la paralysie qui atteint les organes de la respiration et de la circulation par l'intermédiaire du système nerveux.

Après réveil et huit minutes de repos, l'animal est soumis encore aux inhalations avec mélange de beaucoup d'air; il lui faut alors dix minutes pour arriver à un état bien plus grave que le précédent. L'intoxication répétée et soutenue avait déterminé une paralysie complète du cœur et un état dynamique général. L'électro-puncture a été impuissante. C'est ce que nous voulions bien constater pour permettre de délimiter, autant que possible, les cas où le rappel à la vie est encore possible et ceux où il paraît ne plus pouvoir s'effectuer. Chez les animaux, la sidération n'est peut-être pas le cas le plus grave; l'intoxication graduée et prolongée au point d'entraîner la cessation des battements du cœur et de la respiration nous paraît être le summum des accidents produits par le chloroforme. Heureusement les choses ne se passent que très-exceptionnellement ainsi chez l'homme.

Dans l'expérience suivante, nous nous proposons de contrôler le dire de M. Cl. Bernard qui, avec son autorité si grande, est venu confirmer ce que les observateurs avaient cru généralement pouvoir admettre en pathologie d'anesthésie chloroformique, à savoir que les battements du cœur cessent avant la respiration.

M. Cl. Bernard a dit, en effet, dans son cours (mars 1869) : « La circulation capillaire est fortement influencée par les anesthésiques, quant à la circulation générale, elle est atteinte à un haut degré, puisque le cœur se ralentit d'abord et ensuite s'arrête au point de donner la mort. *La respiration, en ce cas, continue au delà de l'arrêt du cœur.* »

En 1853, dans nos expériences communes avec Robert à Beaujon, nous avions observé tout le contraire dans deux cas de vivisection sur des chiens anesthésiés par le chloroforme. Les battements du cœur ou plutôt des contractions sourdes de cet organe survivaient à la respiration. Notre conviction était restée pleine. Il n'a rien moins fallu que l'opinion émise par l'éminent physiologiste pour nous décider à refaire une vivisection, expérience barbare en apparence, mais devenue nécessaire pour fixer irrévocablement ce point capital des accidents anesthésiques.

Exp. IX. — Le sujet mis en expérience est un lapin de 3 mois, vigoureux, et n'ayant jamais été soumis à une autre expérience.

22 août, anesthésie chloroformique commencée à quatre heures de l'après midi. Après avoir coupé le poil de l'animal sur une surface carrée de deux pouces pour pouvoir ensuite mettre le cœur à découvert, l'anesthésie est poussée rapidement en laissant arriver peu d'air atmosphérique. Cris et plaintes de l'animal presque immédiatement; débats et renversement de la tête en haut et à gauche; ce lapin étant couché sur le flanc droit. A quatre heures trois minutes et quinze secondes, anesthésie complète avec relâchement musculaire, insensibilité, dilatation de la pupille, émission d'urine. La respiration est à 126-130. On ne sent plus le pouls distinctement ni aux oreilles ni à la cuisse. Par quatre incisions, rapidement faites, à angles droits, j'enlève, sans manifestation aucune de sensibilité de la part de l'animal, une portion des parois thoraciques et du sternum s'étendant jusque sous l'aisselle. Le cœur, partie du diaphragme, du poumon gauche, du foie, de l'estomac sont mis à découvert ;— les intestins s'échappent en partie par cette ouverture, — en sorte que tous les phénomènes se rattachant à ces organes sont parfaitement visibles. L'anesthésie est pour-

suivie. La respiration s'accélère par un mouvement de soufflet au point de ne plus pouvoir être comptée, elle est tout à fait diaphragmatique. Les ventricules du cœur continuent à se contracter très-visiblement. Les contractions de l'oreillette gauche, seule apparente, sont beaucoup plus fréquentes que les contractions ventriculaires, du double à peu près. A quatre heures sept minutes, les mouvements respiratoires ont cessé d'une manière absolue; le diaphragme reste dans l'immobilité. Le cœur continue à se contracter. 32 contractions ventriculaires à la minute; l'oreillette donne deux contractions pour une contraction ventriculaire. — Je laisse aller les choses ainsi pendant cinq minutes.— Les contractions ventriculaires se soutiennent en perdant de leur fréquence, tandis que les contractions de l'oreillette redoublent de vitesse. Après cinq minutes d'expectation, je ne compte plus que 19 contractions ventriculaires à la minute; celles de l'oreillette dépassent 60. A cinq minutes et demie d'expectation, les contractions ventriculaires s'arrêtent, celles de l'oreillette augmentent de fréquence. Huit secondes après l'arrêt, les contractions ventriculaires reprennent, mais faibles et rares, 8 à 10 à la minute. Le poumon gauche est exsangue, d'un pâle jaune, affaissé.

A ce moment, j'emploie l'électro-puncture avec l'appareil induit de Legendre, boîte portative. Une aiguille implantée à la nuque, une autre à la partie inférieure de l'épine. 8 attouchements en 80 secondes. A chaque secousse, la tête de l'animal se renverse en arrière ; les quatre membres sont propulsés en extension, le diaphragme se soulève fortement pour s'abaisser ensuite, et le cœur reprend de la vigueur dans ses contractions, qui deviennent plus saillantes pour les ventricules. J'en compte 30 à la minute; les contractions des oreillettes deviennent moins fréquentes. J'observe ensuite en expectation pendant deux minutes ; après ces deux minutes, arrêt ventriculaire pendant quelques secondes ; précipitation, au contraire, des contractions auriculaires. L'inertie ventriculaire cesse à la septième seconde ; nous observons alors de nouvelles contractions ventriculaires sans déplacement du cœur, faibles. Deux aiguilles implantées sur le cœur (ventricule gauche) ; l'électricité ne semble déterminer que l'arrêt du cœur, qui ne bat plus à la troisième secousse ; l'oreillette continue ses contractions qui semblent se faire plus vite, quoique plus faibles. Nous croyons que les contractions ventriculaires ont définitivement cessé.— Point. Six secondes après, le ventricule se contracte à nouveau, et cette fois avec plus de force, sans que toutefois l'organe subisse de déplacement. Nous comptons 26 contractions à la minute pour le ventricule, et 56 à 60 pour l'oreillette. Nouvelle expectation de deux minutes, durant lesquelles le ventricule cesse de se contracter pendant quelques secondes, puis reprend. L'oreillette, au contraire, se contracte plus vite pendant le repos du ventricule, et décroît de vitesse pendant que le ventricule se contracte à nouveau. Dix contractions ventriculaires à la minute; nouvelle électro-puncture du ventricule ; nouvel arrêt des contractions, puis reprise cinq secondes après la cessation de l'électrisation; — mouvements vermiculaires des intestins encore appréciables; — nous attendons alors, sans plus rien faire, l'issue définitive des contractions du cœur.

Après un court espace de cessation des contractions ventriculaires, où les contractions auriculaires augmentent de fréquence au point de ressembler à des pulsations artérielles, donnant 70 à 75 à la minute, le ventricule se contracte de nouveau (29 contractions à la minute), puis cessation ; puis reprise, où je ne compte plus que douze contractions, puis cessation encore pendant douze secondes, suivies de nouvelles contractions pendant 25 secondes, où je compte 6 contractions ; après quoi, arrêt définitif. L'intestin n'offre plus aucun mouvement vermiculaire depuis deux minutes au moins. L'oreillette, dont les contractions se sont précipitées en raison inverse du ralentissement ventriculaire, et cela constamment, continue à se contracter faiblement, précipitamment, mais avec régularité, comme une soupape à mouvement régulier, donnant l'image de faibles pulsations artérielles ; elle continue à se contracter encore pendant neuf minutes après l'arrêt définitif des ventricules.

Il résulte clairement de cette expérience : 1° que le pouls et les battements du cœur, appréciables à la main ou à l'oreille par leur impulsion ou leurs bruits, disparaissent avant la cessation complète de la respiration ; 2° qu'après la cessation complète de celle-ci, le cœur continue à se contracter assez faiblement pour ne point donner d'impulsion, de choc, mais qu'il continue à se contracter encore pendant seize minutes au moins pour les ventricules, et vingt-quatre minutes au moins pour les oreillettes, dont les contractions survivent de neuf minutes à celles des ventricules ; 3° que naturellement les contractions ventriculaires s'arrêtent de temps en temps pendant quelques secondes pour reprendre ensuite, tandis que les contractions auriculaires se poursuivent sans arrêt avec des variations de vitesse en sens inverse des contractions ventriculaires ; 4° que l'action de l'électricité, portée directement sur le ventricule par voie d'électro-puncture, à secousses espacées, semble avoir pour résultat immédiat d'arrêter les contractions ventriculaires, mais qu'en réalité ces contractions deviennent plus saillantes après quelques secondes de repos et après cessation de l'électricité. Du reste, comme ces contractions s'arrêtaient déjà avant l'électrisation, si l'électricité produit immédiatement un arrêt, il est certain que des contractions plus énergiques succèdent à ce temps d'arrêt ventriculaire, ce qui n'avait pas lieu quand le ventricule s'arrêtait spontanément de lui-même.

Donc il reste bien et dûment démontré, à l'encontre de la majorité des observateurs qui ont cru pouvoir établir que, dans les accidents qui succèdent à l'anesthésie chloroformique, c'est le cœur qui s'arrête le premier ; à l'encontre de l'énoncé de M. Claude Bernard, et conformément à ce que nous avions observé dans nos expériences avec Robert, que, d'une manière absolue, c'est la respiration qui s'éteint la première, et que les contractions du cœur, quoique à un faible degré, lui survivent longtemps, seize minutes au moins, d'après les vivisections.

Ce point est d'une importance extrême, et je tenais à l'établir avec tous ces détails. En effet, si le cœur bat encore faiblement après la respiration éteinte, nul ne peut savoir si le rappel à la vie n'est pas encore possible en ce moment; les conséquences en sont faciles à tirer, et l'on verra plus tard avec quelle rigueur nous les déduirons de ce fait irrévocablement établi.

Il y a une circonstance qui induit tout le monde en erreur, cliniciens et expérimentateurs. La respiration est évidemment nulle quand elle s'exécute en soufflet, donnant 140 à 150 à la minute pour les animaux soumis aux expériences, et cependant on ne la regarde pas comme éteinte parce qu'on perçoit des mouvements. Pour le cœur on le dit éteint, parce que, par les divers moyens d'exploration, mais sans l'avoir mis à découvert, on ne découvre plus de battements; l'aiguille elle-même implantée sur le cœur ne donne des mouvements que quand le cœur se déplace encore, quoique faiblement, dans la contraction. Mais il se contracte encore que l'aiguille ne remue plus, même dans la vivisection où on est sûr d'implanter l'aiguille dans le cœur.

Il découle encore deux points importants de cette expérience : d'abord elle démontre d'une manière absolue que c'est en agissant sur l'axe cérébro-spinal, au moyen de l'électro-puncture, qu'on détermine avec plus d'énergie les contractions immédiates du cœur, tandis que, portée sur le cœur lui-même, l'electricité semble d'abord en arrêter les contractions et les arrêteraient définitivement, comme nous l'avons observé autrefois, si l'on continuait. Ensuite elle démontre d'une manière aussi positive que c'est en portant l'électro-puncture sur l'axe cérébro-spinal qu'on détermine des contractions énergiques du diaphragme. L'électrisation directe de ce muscle dans ces cas, ainsi que nous l'avons observé avec Robert, affaiblit et éteint par sa répétition ses contractions, et cependant, avec toutes ces données, Robert avait conclu contre l'électricité.

Par ces nouvelles expériences comparatives on voit clairement que c'est l'appareil induit qui offre plus de puissance d'action, à la condition qu'on interrompe les courants, quelle que soit l'explication qu'on veuille donner de l'action de l'électricité qui, suivant nous, ne peut être jugée que d'après ses effets; on voit en outre que l'électro-puncture est le meilleur procédé d'application, à la condition qu'on mette un espace de dix secondes entre chaque secousse, et qu'on espace davantage les secousses à mesure que les fonctions se rétablissent. A notre avis, pour nous qui avons opéré 20 ans avant MM. Legros et Onimus avec un appareil à courants continus, cet appareil, avec une forte tension, telle que la pile à auges dont nous nous servions autrefois, serait supérieur aux appareils induits; mais la difficulté de l'avoir toujours à sa disposition nous fait préférer la boîte de Morin et Legendre (appareil induit), parce qu'elle est portative et d'ailleurs suffisante pour tous les cas.

5° NOUVEAUX CAS DE MORT PAR LE CHLOROFORME DEPUIS LA PUBLICATION DU LIVRE DE MM. PERRIN ET LALLEMAND, C'EST-A-DIRE DEPUIS SEPT ANS.

Bouvier rapporte à la Société de chirurgie, lors de la discussion de 1866, deux observations d'accidents graves causés par le chloroforme chez des enfants.

PREMIER CAS (suivi de guérison). — Enfant de 4 ans qui devait subir l'ablation d'une tumeur kystique des paupières : 4 grammes de chloroforme administré par le chirurgien. (Friedberg?)

Tout à coup face livide, pouls à peine sensible; aspersion d'eau froide, flagellation des joues; disparition complète du pouls, relâchement de tous les muscles; respiration artificielle et enfin faradisation du diaphragme et du nerf phrénique. Après la dixième interruption du courant la respiration reparaît.

DEUXIÈME CAS. — Cathétérisme de l'urèthre chez un enfant de 4 ans et 3 mois.

L'anesthésie, résolue en raison de l'indocilité du malade, est obtenue facilement. A peine la sonde est-elle dans la vessie, les lèvres bleuissent; le pouls cesse de battre. *Eau froide, pression sur la poitrine, insuccès de ces manœuvres, trachéotomie.* Trois inspirations faibles et courtes; insufflations d'air au moyen d'une sonde introduite dans la trachée.

Enfin *faradisation du diaphragme* (un quart d'heure ou vingt minutes au moins après) *de la région précordiale, du cœur lui-même.* Mort.

(DUBLIN MED. PRESS., p. 318; UNION MÉDICALE, 26 avril 1863.)

MORT APPARENTE DUE AU CHLOROFORME; RÉTABLISSEMENT DE LA VIE PAR L'ÉLECTRICITÉ.

TROISIÈME CAS. — Le 19 mars 1863, dit le docteur Kidd, une femme fut soumise à la chloroformisation pour une autoplastie périnéale dans une chambre vaste et bien aérée. Malgré quelques difficultés à obtenir l'anesthésie et l'apparition de phénomènes hystériques, on parvint à une insensibilité complète, lorsqu'au milieu de l'opération je sentis le pouls et la respiration cesser inopinément. Des aspersions d'eau froide, de l'air et autres moyens continués pendant deux minutes, le temps d'appliquer des ligatures ne les rétablirent pas, et la face exprimait la mort que chacun des assistants croyait dès lors bien réelle. Rétablir la respiration en pareil cas étant l'indication principale, je saisis une batterie électrique et j'en mis aussitôt le courant en rapport avec une épingle enfoncée dans le muscle sterno-mastoïdien. L'effet fut instantané, magique, et tandis qu'une demi-minute avant nous opérions sur un corps comme mort, sans mouvement, ni respiration, ni pouls, froid, pâle et passif, des signes de souffrances, des soupirs se manifestèrent aussitôt que le courant électrique fut établi, le sterno-mastoïdien se

50

contractait violemment, et il suffit de trois minutes pour rétablir la
respiration. Rien ne peut donc mieux montrer l'influence spécifique du
courant sur les muscles respiratoires, *le phrénique et le diaphragme*,
dont il est surtout important de rétablir l'action dans ces effrayants ac ·
cidents anesthésiques.

(Gazette des hôpitaux 1861, p. 8; extrait de la Gazette médicale
de Lyon.)

Quatrième cas.—Homme de 40 ans vigoureux ; jambe broyée dans une
chute de cheval. Syncope au moment de l'accident. Six à huit heures
après l'accident, l'amputation étant décidée, le blessé étant encore
dans un état d'ébranlement moral et de frayeur extrêmes, mais exigeant
l'anesthésie, est soumis aux inhalations de chloroforme; à peine avait-il
fait quatre inspirations que la respiration et le pouls disparurent brusquement et irrévocablement malgré tous les secours (?).

(British medical journal, p. 563.)

Cinquième cas. — Homme robuste de 50 ans, adonné aux boissons,
devant subir l'écrasement d'hémorrhoïdes internes. Période d'excitation très-accentuée, qui oblige à ajouter du chloroforme, la première
quantité (8 grammes) étant insuffisante.

Dans l'espace d'une minute, *stertor profond*, *face livide*. Cessation
du pouls, ralentissement marqué de la respiration.

Immédiatement *respiration artificielle, abstersions froides: quelques
inspirations, quelques spasmes.*

*Ouverture de la jugulaire, friction sur les membres.*

*Electro-magnétisme* (sans autres détails). Le tout continué pendant
une heure infructueusement.

*Observation* même page et même source.

Sixième cas. — Edwin Hambly, 8 ans, amené à l'hôpital Saint-Mory
pour y subir une autoplastie nécessitée par la difformité de la lèvre,
suite de brûlure.

Anesthésie obtenue au bout de dix minutes (sans autres détails).

Opération commencée un peu avant sa terminaison; l'enfant tombe
en faiblesse (*fainted*).

Immédiatement *respiration artificielle* pendant *une demi-heure.*

Alors *galvanisme* appliqué sans succès pendant *une heure et demie.*

(Gazette hebdomadaire 1864, page 402.)

CAS DE MORT PAR LE CHLOROFORME, PENDANT L'ANESTHÉSIE, SUR LA PERSONNE
D'UN PRISONNIER NOMMÉ JAMES SINES, AU FORT PENTEIDGE.

Septième cas.—Rétention d'urine. Tentatives infructueuses de cathétérisme. Quatre heures plus tard M. de Rhéa, chef du service médical,
fut appelé en consultation, décida l'emploi du chloroforme pour triompher de l'état spasmodique des muscles du périné.

L'auscultation du cœur ne décela rien de particulier. Le chloroforme est administré d'après la méthode de Simpson. Le *malade ré-*

*sista plus longtemps* que cela n'a lieu d'habitude aux effets de l'agent anesthésique. L'anesthésie ne fut complète qu'au bout de huit à dix minutes.

L'opération fut commencée pendant que l'on *continuait les inhalations.*

En moins d'une demi-minute, le *pouls s'arrêta brusquement, bien que la respiration eût lieu.*

Aussitôt *air froid, eau froide. Ammoniaque placé sous le nez* du patient. 20 *onces de sang tiré par la jugulaire.*

La respiration continua une minute à une demi-minute après la cessation du pouls. Mort.

(GAZETTE DES HÔPITAUX 1867, page, 497.)

HUITIÈME CAS. — (DESPRÉS.) — Jeune fille de 19 ans atteinte de végétations de la vulve et du vagin. Endormie une première fois le 24 juillet.

Les végétations ayant repoussé rapidement, plusieurs excisions partielles auxquelles la malade refusa décidément de se soumettre étaient nécessaires.

14 août. Inhalation de chloroforme versé sur une compresse pliée, et tenue à 8 centimètres du nez et de la bouche de la malade.

Au bout d'une demi-minute, *trépignements.* Le chloroforme *est aussitôt suspendu.* A ce moment *pouls et respiration réguliers.*

Tout à coup *émission des urines, congestion de la face, suspension de la respiration.*

Aussitôt *eau froide projetée* à la face de la malade. *Langue attirée hors de la bouche, la tête est placée en bas.*

Une respiration est obtenue.

*Respiration artificielle par des pressions méthodiques sur le thorax.*

*Nouvelle inspiration. Pouls toujours absent, Insufflation bouche à bouche.* Quatre inspirations en huit minutes. Refroidissement des extrémités, mort malgré une demi-heure de soins.

(CAS DE M. BROCA, même journal 1867, même page.)

NEUVIÈME CAS. — Enfant de 16 ans. Tumeur sébacée de la région thyroïdienne. L'opération presque achevée, une veine volumineuse est ouverte. L'agitation du malade rendant sa ligature difficile, du chloroforme est de nouveau administré. La ligature appliquée et l'opération complétement terminée depuis *plusieurs minutes*, le malade fit quelques inspirations, le pouls devint filiforme et s'arrêta. *La respiration continua* cependant quelque temps après que le pouls n'était plus perceptible.

*Flagellation. Eau froide. Respiration artificielle. Insufflation bouche à bouche et avec un tube laryngien. Galvanisme employé tardivement* (15 à 20 minutes) *procura quelques inspirations.*

Au bout d'une demi-heure la mort ne laissa plus de doute, il y avait trois quarts d'heure que le pouls radial avait cessé de battre.

(GAZETTE HEBDOMADAIRE, 1862, page 413.)

DIXIÈME CAS. — Hôpital de Hobart-Town (*Australie*). Un marin devait subir l'extirpation d'une glande. Avant que l'insensibilité ne fût complète le pouls s'affaiblit, bien que la respiration restât régulière. L'inhalation fut complétement suspendue. Le pouls s'affaiblit graduellement ; au bout de vingt minutes il avait cessé de battre.

(Même journal 1862, page 510.)

Onzième cas. — Femme de 38 ans. Fistule vésico-vaginale après sa neuvième couche.

On se dispose à l'opérer le 12 avril 1862 et le chloroforme est employé a l'aide d'un inhalateur. Au bout de six à sept minutes, *spasme des muscles inspirateurs et d'un grand nombre d'autres muscles*. Au même instant respiration suspendue complétement. *Surface du corps pâle. Lèvres livides. Pouls imperceptible*, bien que le cœur continuât à battre faiblement.

Aussitôt le début des accidents, inhalation suspendue. *Respiration artificielle, pratiquée pendant près d'un quart d'heure.*

Puis *courant électrique* sur le trajet des *pneumo-gastriques et sur la région du cœur.*

Aspersion froide.

En dépit de ces moyens, il ne se produisit plus un seul mouvement d'inspiration.

(Medical Times 28 juin 1862. United hospital Both.)

Douzième cas. — Extirpation d'une tumeur de la mâchoire chez une femme de 40 ans. Anesthésie obtenue en six minutes avec deux doses de chloroforme de 4 grammes chaque. Opération commencée. Tumeur mise à nu en quatre minutes.

A ce moment, nouvelle dose de chloroforme administrée pour prolonger le sommeil de la malade, qui se réveillait. La malade fit une inspiration, et le chirurgien (Barter) sentit que le pouls s'arrêtait. Opération suspendue ; mais après trois ou quatre soupirs la malade était morte !

(Medical Times and Gazette. Borough hospital.)

Treizième cas. — Enfant de 11 ans à qui l'on pratiquait la lithotomie. Mort survenue avant la fin de l'opération. Mouvements respiratoires et les battements cardiaques s'arrêtèrent presque simultanément. (On n'indique aucune des circonstances qui ont suivi ou accompagné les accidents. J'ai consulté l'original anglais.)

(Medical Record 1ᵉʳ mars 1867. Bellevue hospital.)

Quatorzième cas. — Observation intéressante en ce que le chloroforme et l'éther ont été concurremment employés.

Rhinoplastie. Chloroforme administré d'abord pour arriver à une anesthésie rapide, puis on change pour employer l'éther. L'insensibilité non complétement obtenue, on revient au chloroforme. L'anesthésie enfin est entretenue par l'éther.

Au moment où l'on allait commencer, la malade devint subitement pâle. Cessation des battements du pouls. *Respiration artificielle. Electrisation* au moyen d'une *batterie galvanique. Laryngotomie.*

(Bʀɪᴛɪsʜ ᴍᴇᴅɪᴄᴀʟ ᴊᴏᴜʀɴᴀʟ ;) (Uɴɪᴏɴ ᴍᴇ́ᴅɪᴄᴀʟᴇ, 6 déc. 1864.)

### MORT PAR LE CHLOROFORME.

Qᴜɪɴᴢɪᴇ̀ᴍᴇ ᴄᴀs. — Dans le cas dont il s'agit, c'est pour une de ces opé-rations dites de *complaisance* que la chloroformisation a été pratiquée et qu'elle a fait une nouvelle victime.

Un garçon de 15 ans, ayant un pied-bot qui, par la marche, déter-minait un ulcère rebelle, demanda qu'on lui coupât la jambe, pour adapter ensuite au moignon un membre artificiel. Entré dans ce but, le 27 août 1864, à l'hôpital de Bath, il exprima d'abord le désir d'être anesthésié. Après avoir constaté d'abord le bon état des organes respi-ratoires et circulatoires, on approcha, à 4 ou 5 centimètres de ses na-rines, un mouchoir sur lequel on versait, de temps en temps, dix ou quinze gouttes de chloroforme.

Le malade continua à respirer librement, le pouls ne s'éleva pas au-dessus de 76. On remarqua cependant qu'il n'offrait pas les sigues qui indiquent ordinairement le passage de l'un à l'autre des états successifs dont se compose l'anesthésie. Enfin, au bout de dix à douze minutes, 12 grammes environ de chloroforme ayant été employés et les muscles étant en résolution, M. Gore commença l'opération. À peine le couteau avait-il entamé la peau, le patient eut deux spasmes manifestant bien que l'anesthésie était incomplète. Simultanément avec le deuxième, le pouls cessa de battre. Immédiatement on recourut aux moyens habi-tuels, affusions froides, ammoniaque, respiration artificielle, traction de la langue au dehors, galvanisme; mais malgré leur emploi prolongé, la vie ne put être rendue.

L'autopsie démontra l'état parfaitement intact des appareils respira-toire et circulatoire. Les fibres musculaires du cœur, examinées au mi-croscope, ne laissèrent apercevoir aucun globule de graisse.

### MORT APPARENTE DURANT L'ANESTHÉSIE CHLOROFORMIQUE, RAPPEL A LA VIE PAR L'ÉLECTRICITÉ; par le docteur Lᴀɴɢᴅᴏɴ.

Sᴇɪᴢɪᴇ̀ᴍᴇ ᴄᴀs. — Une femme exempte d'affection du cœur et des pou-mons fut chloroformisée, le 7 avril 1868, pour la ligature d'hémor-rhoïdes, à l'hôpital du comté de Hantes.—Après quelques inhalations la respiration cessa tout à coup ainsi que le pouls, et tout annonçait déjà la mort lorsque la malade fut étendue sur le dos, la langue attirée hors de la bouche et la respiration artificielle établie suivant la méthode Silvestre : mais des douches froides, des inhalations d'ammoniac, tout restait sans effet, lorsqu'une batterie électrique (on ne dit pas de com-bien d'éléments) fut apportée et mise en action : un pôle placé à la ré-gion cardiaque, l'autre à la nuque. Dès le premier choc, une pulsation fut perçue, et quelques secondes ensuite des inspirations avaient lieu ; la face se colora, devint livide, puis naturelle. (*Pathological Society*, avril 1868.)

Bien qu'il ne soit pas mentionné dans cette observation de quelle façon l'électricité fut administrée, le mot de choc exprime bien que c'est par voie d'électro-puncture ; dès le premier choc, y est-il dit, une pulsation fut perçue ; l'électricité appliquée et avec des courants continus ne détermine pas de choc, c'est clair. — On ne donne non plus aucun détail sur la durée de l'électrisation, ce qui est une lacune regrettable ; — mais il y a d'autres détails, quoique laconiques, qui indiquent que l'auteur anglais avait compris, comme je l'ai établi dès 1851 dans mon mémoire, que l'électricité doit être dirigée sur l'axe cérébro-spinal, — un pôle à la nuque et l'autre à la région cardiaque. — Ce n'est pas par l'application à la région cardiaque que l'électricité a agi sur le cœur, car les parois thoraciques, fort épaisses, une lame pulmonaire, la lame péricardique empêchent l'électricité d'arriver sur le cœur. C'est donc par action générale sur le système nerveux et action réflexe sur le cœur que l'électricité a agi.

DÉDUCTIONS CLINIQUES DES FAITS CONNUS DE MORT<br>PAR LE CHLOROFORME.

Après les recherches les plus minutieuses faites dans les divers journaux de médecine, à partir de 1862, date de la publication de l'ouvrage de MM. Perrin et Lallemand, j'ai pu recueillir 16 nouvelles observations de mort par le chloroforme. Le livre de M. Perrin en contient 77, dont 66 sont susceptibles d'analyse par leurs détails. C'est donc sur un chiffre de 82 que je vais faire porter l'analyse pour faire ressortir les phénomènes saillants. Il importe en effet de rechercher, autant que faire se peut, d'après les indications souvent fort inexactes ou obscures dans les observations publiées : 1° combien de fois le pouls a cessé avant la respiration ou la respiration avant le pouls ; 2° quels sont les phénomènes extra physiologiques qui ont précédé, accompagné ou suivi immédiatement la cessation de ces fonctions. Les données qui doivent résulter de ces recherches devront servir désormais à la pratique pour la diriger, non dans l'administration du chloroforme, fait désormais bien connu, mais pour en faire arrêter l'emploi et recourir à des soins immédiats pour enrayer les accidents ; 3° quels ont été les moyens mis en pratique dans tous ces cas pour rappeler les malades à la vie, ce qui permettra de tirer une conclusion un peu rigoureuse pour le choix à faire entre eux ; 4° enfin quel a été le rôle de l'électricité, la manière dont on s'en est servi et les résultats qu'elle a fournis dans les cas où elle a été appliquée ; questions qui dominent en ce moment tout le plan thérapeutique de la mort apparente par le chloroforme.

On vient de lire sommairement relatées les 16 nouvelles observations depuis 1862.

1° CESSATION DU POULS ET DE LA RESPIRATION.

Il résulte, après analyse des observations de M. Perrin, que dans

13 cas le pouls avait complétement disparu avant la cessation de la respiration, et que dans 7 cas la respiration avait paru s'éteindre avant le pouls. C'est du moins ce que nous avons pu noter dans toutes les observations et d'après les détails donnés.

Dans les 16 observations nouvelles que nous avons analysées, et où l'on trouve des détails plus circonstanciés et souvent plus précis, nous trouvons 5 cas où le pouls a cessé avant la respiration, et 6 autres cas où la respiration a cessé avant le pouls, ou bien on peut le supposer par l'absence de détails. On voit quelles sont les différences de proportion.

Dans 2 cas sur les 66 observations premières, on s'est aperçu de la cessation brusque et simultanée du pouls et de la respiration en voyant s'arrêter brusquement une hémorrhagie commencée. Dans 6 autres cas la mort a été soudaine, et l'on a pu constater en même temps la cessation du pouls et de la respiration. Total 8 cas de cessation simultanée des deux fonctions.

Pour les 16 observations nouvelles, nous avons trouvé 4 cas où pouls et respiration ont cessé simultanément.

Enfin, dans les 66 observations anciennes, on trouve 4 cas où il y a eu affaissement subit, et par conséquent où pouls et respiration ont cessé *ex abrupto* et sans retour.

Dans les 16 nouvelles nous notons un cas semblable.

En réunissant cette somme de faits, il est démontré clairement que, dans la majorité des cas, c'est le pouls qui cesse le premier, et dans la minorité, la respiration ; que dans un bon nombre, les deux fonctions cessent en même temps, et enfin que, dans des cas exceptionnels, il y a ce qu'on appelle affaissement subit et mort *ex abrupto*. Outre la cessation de la respiration et de la circulation, il y a d'autres phénomènes appartenant à ces fonctions. En réunissant les 66 cas de M. Perrin et les 16 autres nouveaux, total 82, on trouve la respiration devenue stertoreuse, à un degré plus ou moins prononcé dans 9 cas, et dans 5 cas le râle trachéal a succédé presque immédiatement à une respiration rapidement éteinte. Dans 12 cas on note une respiration irrégulière, embarrassée, faible avant de s'éteindre. Dans 3 autres cas elle était accélérée, saccadée, incomplète. Il y a deux cas de vraie suffocation avec cris du malade qui étouffe. Dans 4 cas, finalement, on a noté l'extrême lenteur de la respiration avant son extinction. Il ressort de tout ceci un très-grand fait d'observation qui vient corroborer ce que les expériences physiologiques sur les animaux nous ont démontré, à savoir, que le danger, en thèse générale, commence au moment où l'organe central de la circulation éprouve un commencement de paralysie de ses muscles contracteurs; qu'il s'accentue avec la gradation progressive de cette paralysie.

2° PHÉNOMÈNES EXTRA PHYSIOLOGIQUES QUI PRÉCÈDENT, ACCOMPAGNENT OU SUIVENT IMMÉDIATEMENT LA CESSATION DE L'UNE OU DE CES DEUX FONCTIONS, RESPIRATION, CIRCULATION.

On note la congestion de la face depuis le rouge jusqu'à la teinte livide 29 fois. C'est donc un caractère fréquent. La pâleur de la face est notée dans 22 cas. Congestion ou pâleur de la face, voilà donc deux signes que l'on trouve très-fréquemment parmi les accidents chloroformiques.

Les convulsions générales ou partielles, fortes ou faibles, ont été constatées dans 44 cas ou un peu plus de moitié. Ces 44 cas se décomposent ainsi : convulsions des membres, de la face, autrement dit partielles, et convulsions générales jusqu'à la forme épileptique 23 fois; trismus 2 fois. Convulsions des yeux (et toujours en haut) 11 fois. Dilatation très-prononcée de la pupille 7 fois.

Dans 3 cas, il y a eu avant la mort une loquacité délirante. Dans 6 cas, des cris ou des gémissements.

La présence d'une écume plus ou moins blanchâtre à la bouche a été notée 8 fois. On ne trouve que deux cas où il y ait eu émission involontaire d'urine, et un autre où il y a eu vomissement. La sueur froide n'est notée que dans deux cas, cependant dans notre observation nous avions noté ce phénomène.

Toutes ces annotations analytiques au sujet des accidents principaux que présentent les sujets qui succombent à la suite des inhalations de chloroforme, n'auraient pas une importance réelle si elles ne devaient tourner au profit de la science et surtout de la thérapeutique. Si Robert a malheureusement dit, dans son rapport en 1853, qu'il était peut-être autorisé à soutenir qu'il n'y a aucun moyen qui soit capable d'enrayer les accidents et d'empêcher la mort, c'est qu'il lui manquait une conviction qui ne peut venir que de l'étude approfondie : 1° des circonstances qui accompagnent les accidents par le chloroforme; 2° de la valeur des moyens que nous offre la thérapeutique, et surtout du moment où chacun de ces moyens trouve une application utile en raison des résultats consacrés par une expérience bien dirigée. Robert, en outre, avait été malheureux dans sa pratique d'hôpital, puisqu'il s'était trouvé deux fois en face de mort par le chloroforme.

Après seize années écoulées, nous pouvons hardiment reformer des conclusions qui, quoique admises dans une Société aussi compétente que la Société de chirurgie, témoignent et de l'esprit d'hésitation et d'un manque de suite dans les études qui se rattachent à cette grande question.

Aujourd'hui quiconque veut se servir du chloroforme est tenu de savoir quelles sont les premières manifestations qui indiquent le danger couru par le malade, et quel est le moyen le plus puissant pour faire cesser les accidents dès qu'ils se manifestent, sans passer outre. Il est élémentaire, depuis longtemps, de consulter constamment l'état du pouls pendant tout le temps de la chloroformisation. Les motifs en sont tirés des indications qu'il fournit et qui ont la plus grande valeur. La mort n'ayant lieu que fort rarement par asphyxie, même par absorption trop grande de vapeurs non respirables, elle résulte presque toujours d'une paralysie du cœur, c'est l'expression ; paralysie qui a un commencement, une gradation ascendente et un maximum.

Quand les choses marchent vite, sans que nous puissions expliquer comment, peut-être rien que par une plus grande activité de l'absorption, coïncidant avec une plus grande susceptibilité des systèmes nerveux, la mort arrive comme un coup de foudre ; le cœur s'arrête brusquement et en même temps que la respiration. Ce sont les cas les plus rares. Du moment que le pouls faiblit, il y a commencement de danger ; si, en s'affaiblissant, il devient irrégulier et à plus forte raison irrégulièrement intermittent, le danger est plus près encore ; enfin, quand il prend une fréquence tumultueuse en même temps qu'il se déprime, on peut craindre sa prompte cessation. Quand le pouls devient mou et lent, ou plutôt lent et rare, il est à la limite de l'extinction. La respiration est plus facile à apprécier dans ses aberrations que le pouls : à part la respiration ronflante, sorte de stertor qui a lieu parfois, quand à la période d'excitation succède celle de relâchement, mais qui fait généralement place à une respiration régulière, elle peut s'embarrasser, devenir irrégulière, précipitée. Ce sont autant de signes de danger. Quand elle prend la forme stertoreuse en continuant, le danger s'accentue. Quand elle cesse pour reprendre et s'exécuter avec irrégularité, par inspirations espacées et à ampleur décroissante, le danger est au maximum. C'est dans la grande minorité des cas qu'elle cesse brusquement comme dans un affaissement subit ; c'est exceptionnellement aussi que le malade a une vraie suffocation. La face offre des signes non douteux et qui peuvent servir de guide. Quand la face se congestionne, il faut se méfier ; plus la congestion est forte, depuis la face vultueuse jusqu'à la teinte livide, et plus est grand le danger. La pâleur subite de la face est un signe plus funeste encore et témoigne d'un état énormément grave. Dans tous ces cas il y aurait incurie à ne pas suspendre immédiatement les inhalations de chloroforme et à ne pas recourir sur-le-champ à l'électricité.

Après ces signes il en est d'autres qui ont une valeur prémonitoire considérable, lors même qu'ils existeraient à l'exclusion de tous autres : je veux parler des convulsions. Il ne faut pas confondre les convulsions avec certaines résistances qu'offrent quelques personnes au moment où on les soumet aux inhalations. Ces débats, résultats ordinaires de crainte, d'appréhension, doivent être respectés, et les médecins devront, autant que possible, ménager les malades pour les amener graduellement aux inhalations ; mais ces débats ne constituent point des convulsions. Cependant il ne faut pas oublier que ces résistances sont quelquefois suggérées par la suffocation d'emblée, et avoir présent à l'esprit que quelques personnes ont malheureusement succombé parce qu'on a passé outre.

Les convulsions apparaissent fréquemment dans la période d'excitation ; ce ne sont pas encore alors des convulsions, à proprement parler ; se sont des mouvemensts désordonnés, souvent avec délire ou conceptions délirantes, quelquefois avec délire loquace. Ici on ne peut dire qu'il y ait danger proprement dit, car en peu de temps les malades passent ordinairement au relâchement musculaire avec calme. Cependant cet état doit être soigneusement observé, car s'il se prolongeait il indiquerait un commencement de danger. Quelques malades ont fini brusquement, ont succombé à la suite : c'est rare, mais c'est arrivé. Mais les vraies convulsions, à quelque période des inhalations qu'elles arrivent, dénotent un danger menaçant. Ainsi les malades qui, après des aspirations plus ou moins nombreuses, se lèvent sur leur séant en étendant les bras ; qui ont les yeux fixes, hagards (convulsions des yeux en avant), sont des malades menacés de mort prompte. Là est un danger sérieux, là est le moment d'arrêter les inhalations et de recourir à l'électricité. La convulsion des traits de la face, le trismus, les convulsions des yeux en haut (cas le plus ordinaire), les convulsions des membres, indiquent aussi un danger plus ou moins grand ; les centres nerveux se trouvent déjà trop impressionnés. Pour ce qui est des convulsions générales, comme dans l'épilepsie, l'éclampsie, etc., elles impliquent l'idée d'un danger immédiat et très-grave. Le médecin est tenu en échec, et la mort, s'il passe outre, ou même quand il arrête les inhalations, arrive souvent comme un coup de foudre. Les plaintes sourdes, les gémissements sont un signe funeste. Cliniquement c'est chose prouvée. En s'en rapportant aux expériences sur les animaux, on voit que ces cris arrivent généralement un peu avant la cessation de la vie. L'émission involontaire de l'urine que l'on observe au moment où le cœur cesse de battre chez les animaux en expérience, est de tous les signes le plus funeste sur l'homme ; il indique le trépas. Sur les 77 cas cités par M. Perrin, il n'est noté qu'une seule fois ; le malade succombait sans retour, et l'émission involontaire avait lieu au moment de la mort. Il eu a été de même dans l'un des seize cas recueillis par nous.

Parmi les signes funestes avant-coureurs et auxquels le médecin doit attribuer la plus grande importance, figure la présence d'une écume à la bouche, quelle que soit sa couleur. Le vomissement, fréquent chez les personnes qui ont mangé peu de temps avant, et qui alors n'offre qu'un pronoctic relativement grave, devient un signe toujours grave chez les personnes à jeun, car il offre alors une analogie avec ce vomissement qui précède quelquefois la syncope. Tout le monde connaît les vomisssements dits chloroformiques qui surviennent après effet au moment du réveil ou peu après, chez les malades chez qui l'on a prolongé les inhalations par nécessités chirurgicales. Ces vomissements, quoique constituant un accident, n'offrent pas la gravité du vomissement survenant durant la période de relâchement.

Maintenant que les divers signes qui indiquent un danger de mort chez les personnes soumises aux inhalations chloroformiques sont complétement mis en évidence, et qu'à l'apparition de l'un d'eux l'opérateur est tenu, 1° d'arrêter ces inhalations, 2° de recourir aux moyens qui présentent le plus de chance de ramener à la vie, il importe que j'aborde la question de l'électricité et que je fasse ressortir sa puissance et l'opportunité de son application, en me basant d'abord sur les observations cliniques publiées, ensuite en empruntant aux expériences sur les animaux ce qu'elles présentent de concluant, pour en tirer les conséquences qui semblent découler pour la pratique.

Quelques considérations préliminaires sont indispensables pour bien comprendre l'effet de l'électricité en pareil cas.

COMMENT LA MORT SURVIENT-ELLE DANS L'ANESTHÉSIE CHLOROFORMIQUE, D'APRÈS L'OBSERVATION CLINIQUE ET LES RÉSULTATS FOURNIS PAR LES EXPÉRIENCES SUR LES ANIMAUX?

Dès le début des discussions sur la mort par anesthésie chloroformique, il y a eu à ce sujet division en deux camps bien tranchés : les uns ont soutenu la mort par asphyxie, les autres ont rapporté la mort à la syncope.

Dans le premier camp se trouvaient Malgaigne, M. Sédillot ;

MM. Broca, Maisonneuve et quelques autres, mais en minorité, se
rangèrent à cette manière de voir. La mort par syncope rallia le plus
grand nombre des chirurgiens, et Robert, dans son rapport, parvint
à faire triompher cette doctrine à la Société de chirurgie.

Dans l'asphyxie on distingue l'asphyxie primitive ou mécanique et
l'asphyxie consécutive. Cette distinction appartient en propre à
M. Sédillot. L'asphyxie est primitive, selon lui, lorsque la motilité
volontaire persiste; elle est consécutive lorsqu'il y a abolition des
mouvements volontaires.

Les spasmes laryngés ou glottiques sont les causes de l'asphyxie
primitive. Il n'y a qu'une lacune à cela, c'est que M. Sédillot, pas
plus que ceux qui ont adopté sa manière de voir, n'ont pu démontrer
par un fait clinique bien précis la réalité de ces causes; les autopsies
n'ont apporté non plus une preuve en faveur. C'est simplement de la
théorie qui doit être reléguée dans le rang des hypothèses.

Une autre cause d'asphyxie mécanique plus probable est la contraction spasmodique de tous les muscles de la respiration. Outre
que ce fait n'a jamais été constaté d'une manière positive, il serait
subordonné à l'intoxication du système nerveux, comme les autres
convulsions qu'on observe parfois, le trismus en particulier noté dans
quelques cas rares; l'asphxie n'est alors encore que le phénomène
secondaire.

Dans l'asphyxie consécutive, M. Sédillot signale comme causes les
doses exagérées de chloroforme administrées dans un temps trop
court; la chute de la langue sur l'orifice du larynx en serait un effet
ordinaire. Tout ceci est controuvé d'après les faits : 1° Dans l'immense majorité des cas ce n'est pas après des doses exagérées de
chloroforme que la mort est survenue; on pourrait plutôt, dans quelques cas, accuser l'impureté de cet anesthésique. 2° Personne, jusqu'ici, n'a pu constater d'une manière positive l'abaissement de la
langue sur l'ouverture laryngienne, bien qu'en cas de mort apparente on s'empresse d'attirer la langue hors de la bouche. On n'a pu
s'assurer davantage de l'abaissement de l'épiglotte sur la glotte.

Dans l'épilepsie, où les spasmes sont bien autrement violents dans
la période convulsive, et le relâchement tout aussi accentué dans la
période comateuse, les malades ne périssent pas par asphyxie, quoiqu'il y ait des signes de congestion très-accusés du côté du cerveau
et du poumon.

L'asphyxie par présence d'écume à la bouche, signalée par M. Bouisson, a été généralement admise. Il est plus que douteux que la mort
en ait jamais été la conséquence, parce que l'écume n'arrive à la
bouche que consécutivement aux phénomènes de paralysie du sys-

tème respiratoire ; qu'elle est facile à voir et facile à déblayer. Cette asphyxie, quoique généralement admise, l'a été à la légère, suivant nous. Dans l'empoisonnement grave par la belladone, alors que la respiration s'exécute avec une grande rareté, de l'écume arrive à la bouche. C'est un accident qui s'ajoute aux autres accidents respiratoires ; mais la cause de l'asphyxie réside dans un autre ordre de faits, dans l'influence subie par les nerfs vagues et la partie supérieure de la moelle épinière, et l'écume à la bouche est le résultat de régurgitation du mucus bronchique devenant d'autant plus abondant que la respiration s'exécute plus mal. Il en est de même dans la prétendue asphyxie chloroformique.

Que penser maintenant de cette observation de M. Sédillot, citée par lui dans la récente discussion devant la Société de médecine de Strasbourg, pour corroborer sa manière de voir sur l'asphyxie ? La voici telle qu'il l'a rapportée lui-même : « Nous avions, dit-il, fait chloroformer un malade à qui nous allions enlever une tumeur sous-maxillaire. La respiration s'arrête, et les symptômes d'une asphyxie imminente s'aggravent, malgré l'attraction de la langue en avant et le respiration artificielle. Nous nous décidons à pratiquer la trachéotomie, et nous incisons rapidement un pli transversal de la peau de la partie antérieure du cou. Au moment même la respiration se rétablit. Nous fîmes une suture en huit de chiffre sur la plaie, qui était guérie trois jours après. Nous achevâmes l'opération sans que le malade se doutât du danger qu'il avait couru. » Nous craignons que le célèbre professeur ait été le jouet d'une illusion dans ce cas. Cet arrêt de la respiration (il n'est pas dit si le pouls avait cessé) pourrait bien n'avoir été que l'analogue de ceux que l'on observe pendant quelques secondes ou minutes, et où l'on voit la respiration se rétablir. Ensuite cet arrêt de la respiration prouverait-il en faveur de l'asphyxie ? Eh quoi ! M. Sédillot arrête les inhalations, il attire la langue en avant, il emploie la respiration artificielle, et l'asphyxie persiste avec des moyens si bien adaptés. Il va plus loin, il commence la trachéotomie ; mais alors la respiration se rétablit après la première incision, et elle se rétablit si complétement que l'opération pût être terminée. Est-ce ainsi que disparaissent ces formidables accidents ? Si la trachéotomie avait été achevée, il n'aurait pas manqué de dire qu'elle avait sauvé le malade de l'asphyxie, et c'eût été plausible. Il y avait certainement danger, puisque M. Sédillot a jugé le fait tel ; mais nous ne voyons dans ce cas qu'un danger peu prononcé, car l'intoxication du système nerveux a diminué par la cessation de l'inhalation. Le coup de bistouri n'est pour rien dans le retour de la respiration, comme les autres moyens restés inefficaces. Seulement l'intoxication du système nerveux a subi un temps d'arrêt ; pendant ce temps, les nerfs animateurs des organes respiratoires ont pu reprendre leur action, et ce, pendant que l'anesthésie persistait. Au résumé, cette observation ne prouve absolument rien en faveur de l'asphyxie telle que l'entend M. Sédillot.

À notre sens, c'est M. Jules Guérin qui a le mieux et de prime abord expliqué l'apparente asphyxie chloroformique. Si cet illustre confrère eût retranché le mot asphyxie sans vouloir l'expliquer dans la théorie qu'il admettait, il entrait en plein dans le vrai. Mais tout en conservant le mot asphyxie, cette théorie n'est pas moins exacte, toujours suivant nous.

M. Guérin fait agir le chloroforme sur le système nerveux, et c'est par suite de l'influence subie par ce système (j'ai dit, moi, paralysie) que la respiration finit par ne plus s'exécuter.

Voilà la théorie en deux mots : pour lui, c'est une asphyxie toxique à la manière que l'on vient de lire.

Cette asphyxie toxique, il l'admet d'abord par action progressive du chloroforme, et ensuite par action presque subite, une sorte de sidération. Ces deux modes peuvent réellement avoir lieu, mais en admettant des conditions.

D'abord si l'on soumet les animaux aux inhalations, comme on soumet les hommes, c'est-à-dire en laissant arriver une très-grande proportion d'air atmosphérique, on ne parvient qu'après un temps excessivement long, et quelquefois pas, à les tuer, ainsi que cela nous est arrivé avec Robert. Or, quand on soumet un malade à l'anesthésie, on prend toutes les précautions, et souvent quand des accidents arrivent, c'est très-peu de temps après le début des inhalations.

L'intoxication peut donc être progressive en tenant compte des susceptibilités nerveuses à nous inconnues pour chaque sujet, et des différences d'activité de l'absorption ; en un mot l'intoxication n'est que relativement progressive.

Nous pouvons en dire autant pour son asphyxie par action toxique presque subite.

Évidemment, quand on consulte les cas cliniques relatés et qu'on voit la mort survenir après de minimes doses de chloroforme employées, et peu d'aspiration, on ne peut guère expliquer cette action si rapide que par les circonstances suivantes : 1° ou l'on a fait respirer le chloroforme sans mélange d'air, et ce fait est controuvé par tous ; 2° ou l'on a saturé le malade de vapeurs chloroformiques en trop grande quantité, quoique l'air arrivât en même temps ; ce n'est guère plus probable ; 3° ou le chloroforme était impur, ce qu'on n'a jamais pu prouver ; 4° il ne reste alors qu'à invoquer les prédispositions individuelles, tant sous le rapport de la susceptibilité nerveuse que sous celui de l'activité de l'absorption, et enfin les diathèses morbides préexistantes.

En un mot, retranchons de la théorie de M. Guérin le mot asphyxie, et nous aurons la clef de la manière dont la mort peut arriver, telle que moi-même je la donnais dans mon mémoire de 1851.

C'est l'intoxication du système nerveux par le chloroforme. Tous les phénomènes, les troubles, la cessation de la respiration et de la circulation sont subordonnés à cette intoxication.

C'est un fait qui reste maintenant démontré par les expériences sur les animaux et par l'observation clinique. L'asphyxie n'est donc, si parfois asphyxie il peut y avoir, que le phénomène ultime de cette intoxication. Flourens et M. Longet l'avaient déjà implicitement démontré, et Jobert de Lamballe l'avait démontré aussi d'une façon plus explicite.

Il reste pleinement avéré, après vingt années d'expériences et de discussions, que la mort, dans l'immense majorité des cas, n'est pas le résultat d'une asphyxie, quelle que soit, au reste, la signification que l'on veuille attacher à ce mot. Si elle a pu, dans le principe, arriver ainsi dans quelques cas rares, il est incontestable que cela ne saurait avoir lieu aujourd'hui, à moins d'une volonté arrêtée de l'opérateur, ce qui est impossible. L'asphyxie par manque absolu d'air respirable n'est pas possible, car quel que soit le procédé d'inhalation qu'on emploie, la première précaution des opérateurs est de laisser arriver une quantité d'air respirable suffisante. Par la même raison, l'asphyxie par suite de respiration d'une trop grande quantité de vapeurs chloroformiques ou de gaz non respirables n'est pas plus admissible. Enfin, les autopsies, les recherches les plus exactes sont arrivées à exclure ces deux genres d'asphyxie.

Nous arrivons à la syncope dite syncope chloroformique, à laquelle la majeure partie s'est ralliée. L'opinion de mort par syncope prévalut, comme nous l'avons dit en 1853, dans la discussion de la Société de chirurgie ; elle a prévalu encore depuis dans les nouvelles discussions de cette Société ; enfin, MM. Perrin et Lallemand l'ont défendue ardemment dans leur livre sur l'anesthésie chirurgicale. Malgré ce puissant accord, nous soutenons que l'expression est impropre, et qu'elle doit, plus que le mot asphyxie encore, être rayée dans ces cas, car elle n'exprime qu'un état réel du cœur : sa paralysie sous la dépendance de l'intoxication nerveuse.

Ici nous avons besoin, vu la grande autorité qui a accrédité cette expression, de nous livrer à un examen profond, sérieux et impartial.

Il faudrait, avant tout, bien s'entendre sur ce mot de syncope dont l'étymologie vient de ρυν avec et κωπτω, je frappe, je fais tomber. Si l'on veut assimiler l'état de mort apparente à la syncope, par suite des signes que l'un et l'autre présentent, on est mal fondé, car, à part les cas où la syncope se montre tout d'un coup, la syncope chloroformique ne présente plus du tout la même corrélation de signes que dans la syncope ordinaire. En effet, dans celle-ci, à un sentiment de langueur, de malaise général, avec anxiété précordiale qui apparaît, succèdent des vertiges, l'obscurcissement de la vue, des tintements ou bourdonnements d'oreille, etc.; puis la perte du sentiment et du mouvement, la stupeur, la perte de connaissance surviennent en un clin d'œil, et avec cela la respiration et le pouls faiblissent au point d'être imperceptibles. Il y a là une soudaineté frappante pour tout observateur. Or, dans les cas de mort apparente par le chloroforme, les choses se passent-elles généralement ainsi? Non. Le malade arrive bien à une apparence syncopale, mais après des phénomènes aussi variés presque que les sujets et après plusieurs des accidents que nous avons décrits précédemment.

L'aboutissant est le même puisque dans l'un et l'autre cas la vie paraît tout près de s'éteindre; mais tandis que dans la syncope ordinaire la vie revient aisément et par les moyens les plus simples, dans la syncope chloroformique les malades succombent dans l'immense majorité des cas. Le point de départ des accidents est différent; les phénomènes morbides qui se succèdent ne sont pas en tout semblables, la terminaison est tout à fait opposée. On ne peut donc réunir, sous une même dénomination, deux ordres de faits aussi distincts. Il ne faut pas d'abus de mot, dans la science moins qu'ailleurs.

Il nous paraît incontestable que dans quelques cas rares la mort n'ait eu lieu par syncope; ainsi on peut fort bien l'admettre chez deux ou trois des malades de nos observations qui n'avaient fait que quelques aspirations chloroformiques et qui sont morts foudroyés. Mais dans ces cas quel rôle à joué l'anesthésie? Aucun, ou tout au plus celui d'un auxiliaire léger. Il faut évidemment dégager ces cas et les pareils qui ont pu se présenter dans la mort par anesthésie chloroformique.

On a cité quelques cas de syncope mortelle survenue au moment ou dans le cours d'une opération sans qu'il y eût eu anesthésie chloroformique. Les cas de mort dont nous parlions plus haut nous paraissent et ont paru à beaucoup d'autres rentrer dans cette catégorie, et le chloroforme n'en est nullement passible.

M. Bœckel fils a cité, dans la discussion récente devant la Société de médecine de Strasbourg, le fait d'un vieille femme qu'il avait

opérée d'un sein cancéreux après l'avoir anesthésiée, et qui n'é-
prouva rien de particulier. Cette même malade succombait huit jours
après, et en quelques secondes, après un sentiment d'angoisse précordiale. L'auteur a fait justement remarquer que si cette femme
eût succombé durant l'opération on n'aurait pas manqué d'en accuser le chloroforme. Et combien de fois ne nous est-il pas arrivé, à
nous tous praticiens, d'assister à une mort foudroyante par syncope
en dehors de toute action chirurgicale ou chloroformique!

On a signalé, et à juste titre, un nombre de causes qui prédisposent
à ces syncopes funestes; si ces causes pouvaient être bien constatées, il faudrait de rigueur s'abstenir d'anesthésier, quoi qu'en ait dit
M. Bœckel pour soutenir le contraire, en s'appuyant sur le cas de son
opérée qui avait supporté l'anesthésie sans accident.

Parmi ces causes, l'une des principales est l'état graisseux des
muscles du cœur, état assez fréquent, mais dont la clinique ne peut
fournir des signes positifs. Viennent ensuite les diverses affections
organiques du cœur ou des gros vaisseaux qui apportent une entrave
considérable à la circulation, les grandes pertes de sang, une éma-
ciation considérable, les cachexies qui ont entraîné une anémie profonde. Enfin, parmi celles qui nous échappent forcément, il faut
placer une certaine disposition particulière du fonctionnement nerveux à laquelle il faut rattacher ces appréhensions exagérées de certains malades pour les opérations, pour les inhalations mêmes du
chloroforme. •

En somme, si prenant les faits tels qu'il sont, on veut bien rattacher à l'anesthésie chloroformique les morts qui en paraissent
réellement le résultat, nous soutenons ici qu'il n'y a pas syncope,
qu'il n'y a que paralysie du cœur par intoxication nerveuse; la syncope en est la forme, le dénoûment terminal; que pour les autres cas
où la syncope peut et doit être réellement admise, l'action du chloroforme n'y est pour rien ou à peu près. Tel est le résultat de l'analyse des faits cliniques, tel est encore le résultat des expériences sur
les animaux. C'est cette opinion que nous défendions dans notre mémoire de 1851 à l'Académie des sciences, et nous n'étions pas le seul
à soutenir cette doctrine. On voit que celle de M. Jules Guérin est
à peu près identique, que Jobert de Lamballe l'avait appuyée de son
autorité et que les expériences de Flourens et de Longet l'avaient
implicitement introduite dans la science dès le début.

Un autre expérimentateur dont les travaux ont eu trop peu de
retentissement avait, quelque temps après nous et à la suite d'expériences, conclu à peu près à la même opinion. C'est M. Lach (de
Strasbourg). Ainsi cet auteur admettait à l'époque et admet encore

aujourd'hui la paralysie du cœur. Seulement il croyait alors à la paralysie du cœur par action locale du chloroforme sur cet organe, par le transport du choloroforme par le sang, opinion rejetée d'après les expériences de presque tous les auteurs. Aujourd'hui, tout en admettant la possibilité de la paralysie du cœur par ce moyen, il se rallie généralement à l'opinion qui voit une paralysie du cœur par la paralysie chloroformique des nerfs cardiaques ou du système nerveux général. C'est peu précis, mais cette interprétation se rapproche beaucoup de la nôtre, de celle de M. Guérin, Jobert de Lamballe et même Robert qui voyait la syncope comme conséquence de la paralysie du cœur survenue par intoxication nerveuse.

M. Bouisson, dans son traité, admet, en propres termes, la paralysie du cœur par l'action du chloroforme sur le système nerveux.

MM. Perrin et Ludger Lallemand, qui veulent qu'à part les faits où l'on pourrait supposer que la mort est le résultat d'une administration imprudente ou excessive du chloroforme, elle soit toujours due à une syncope accidentelle; qui établissent sans hésitation, et pour éviter toute confusion dans les esprits, que *la mort subite par sidération et la mort subite par syncope*, ou si l'on veut *par syncope foudroyante, ne présentent qu'une seule et même forme d'accident* (*Anesthésie chirurg.*, p. 405 et 406), sont cependant, au fond, du même avis que nous et que tous les auteurs précités, comme on va en juger.

Ils disent en effet : « Tel que nous le comprenons, le mode d'action immédiate des substances anesthésiques peut être résumé dans la proposition suivante : L'impression sur le système nerveux est directe; elle est générale et simultanée, mais son influence se traduit par une série de déterminations progressives qu'il est rationnel d'attribuer à des différences originelles dans la susceptibilité nerveuse. » Ces auteurs n'admettant pas la mort par asphyxie, il s'ensuit rigoureusement qu'ils n'admettent la syncope que par intoxication du système nerveux; or cette intoxication entraîne l'arrêt des contractions du cœur, sa paralysie; — l'expression de syncope est impropre dans leur bouche.

En réalité il reste démontré, au moins pour nous, que la mort survient chez les chloroformisés par suite de paralysie chloroformique du cœur dans l'immense majorité des cas. D'une part, l'activité de l'absorption, variable suivant les sujets, et de l'autre, la susceptibilité des centres nerveux, variable aussi suivant les sujets, et les dispositions dans lesquelles ils se trouvent, rendent compte, toutes choses égales, de cette paralysie qui arrive avec plus ou moins de gradation ou de promptitude. Que l'imprégnation des tissus par les vapeurs chloroformiques, comme dans les poumons, vienne s'ajouter aux effets produits sur le cœur; que le sang modifié par l'absorption de ces mêmes vapeurs perde de ses propriétés excitatrices sur l'organe central, ce n'est pas douteux; mais l'action principale porte sur les parties du système nerveux qui président aux fonctions de la circulation et de la respiration.

Si l'on veut juger par les phénomènes saillants l'état qui entraîne la mort, asphyxie-syncope, les deux expressions prises, bien entendu, comme elles doivent l'être, c'est-à-dire asphyxie ou diminution et cessation de la respiration par défaut d'influx nerveux, consécutif à l'absorption du chloroforme, et syncope ou ralentissement, affaiblissement et arrêt du cœur par le même défaut d'influx nerveux, il faut grouper ces phénomènes.

Ainsi, quand le pouls cesse le premier et que la face présente une pâleur plus ou moins accentuée, on pourrait admettre que le système nerveux qui préside aux fonctions du cœur cesse le premier.

Il y aurait alors, suivant l'expression consacrée, syncope chloroformique, pour nous paralysie du cœur.

Quand, au contraire, la respiration cesse la première, que la face est congestionnée depuis le rouge jusqu'à la teinte livide, il y aurait asphyxie ou paralysie de la respiration. Et de fait l'une ou l'autre de ces paralysies chloroformiques peuvent arriver, à tour de rôle, première, suivant les dispositions des centres nerveux et l'activité de l'absorption.

Ceci rendrait un compte assez exact des résultats constatés dans la Société médicale de Londres et reproduits par celle de Strasbourg, la moitié des morts ayant été rapportée à l'asphyxie, l'autre moitié à la syncope.

Si nous avons tenu à préciser, autant que possible, en quoi la mort apparente par le chloroforme diffère de la syncope et de l'asphixie ordinaires, c'est que nous avons voulu bien faire ressortir les motifs qui imposent aux médecins l'obligation de recourir de suite à l'électricité dans ces cas où la perte d'une minute en manœuvres inutiles ou impuissantes peut entraîner la perte irréparable d'un malade.

RÉSULTATS FOURNIS PAR L'OBSERVATION CLINIQUE SUR L'EMPLOI DE L'É-
LECTRICITÉ DANS LES CAS DE MORT APPARENTE PAR LE CHLORO-
FORME.

MM. Perrin et Ludger-Lallemand ont réuni, dans leur livre, 77 cas de mort apparente par suite d'inhalations chloroformiques. Voilà une première série qui s'étend jusqu'à 1862. Il y a eu sans doute beaucoup d'autres cas pendant la même période, mais ils sont restés inconnus, au moins pour nous. Ils ne peuvent donc concourir à éclairer la question.

A notre tour, ainsi que nous l'avons dit ailleurs, nous avons pu réunir, depuis 1862, 16 cas nouveaux auxquels nous joignons celui qui nous appartient et qui remonte à 1848; total : 97.

L'analyse de ces deux séries va nous fournir des renseignements précieux, décisifs; c'est la clinique venant faire ses preuves à côté des expériences physiologiques. La question restera par cela même résolue, autant du moins que le nombre relativement restreint des faits puisse le permettre.

Sur les 77 cas relatés dans la première série, il y a eu 77 morts; ce résultat n'a pas besoin de commentaire.

Sur les 17 de la deuxième série, il y a eu 12 morts; les 5 autres malades ont été rappelés à la vie. Il y a donc eu près d'un tiers des malades sauvés. Le contraste est saisissant.

Dans les 77 cas de la première série, on a mis en usage tous les moyens jusque-là vantés par la science qui se résumait, dans les conclusions du rapport de Robert à la Société de chirurgie en 1853, dans les points suivants : 1° exposer le malade à l'air frais; 2° donner au corps une position telle que la tête soit déclive; 3° ouvrir la bouche et attirer la langue en avant; 4° pratiquer la respiration artificielle par des pressions cadencées sur le thorax et l'abdomen, par insufflation même trachéale; 5° recourir aux excitants de la peau, tels que les frictions, les rubéfiants. L'électricité avait été repoussée par ce rapporteur, puisqu'il disait quelques phrases plus loin : « Je pense donc que l'électricité n'est point appelée à rendre les services qu'il serait permis d'espérer d'un moyen aussi énergique. »

Ainsi tous les moyens employés rapidement, sans perdre de temps, immédiatement après l'explosion des accidents, car ces moyens que nous venons d'énumérer ne nécessitent aucune préparation et sont toujours à la disposition de tout le monde, tous ces moyens, disons-nous, ont été suivis 77 fois de mort sur 77 cas. La confiance commence à être ébranlée.

Il est vrai que MM. Perrin et Lallemand, dans leur enthousiasme pour la respiration artificielle et notamment pour l'insufflation trachéale, à laquelle ils ont consacré de nombreuses pages dans leur livre, se plaignent de ce que dans les 38 cas où on a recouru à la respiration artificielle, on s'y est pris souvent tard, et que pour les autres cas où il est dit qu'on a eu recours à l'insufflation trachéale, on y a recouru d'une façon vicieuse. Piètres raisons, car, pour la respiration artificielle, tous les médecins de tous pays y ont recouru de suite ; et nous pensons que dans les cas où il n'est pas question de ce moyen, on a dû y recourir aussi, tant il est naturel, vulgaire, même pour un médecin, de l'employer immédiatement dans ces cas.

Et quant à l'insufflation trachéale, on a tellement pris de précautions, que dans une huitaine de cas environ, on a pratiqué la trachéotomie pour la faciliter. Enfin, dans la seconde série où elle a été employée sûrement et avec toute l'habileté possible, au moins 8 fois sur les 17 cas, elle a été suivie de mort dans tous. C'est un argument sans réplique pour cette manœuvre en particulier.

Fin de compte, nous venons de montrer des résultats bruts fournis par la clinique.

Les 5 malades de la seconde série qui ont été sauvés, l'ont été par l'électricité ; qu'on veuille bien remarquer ceci ! Par conséquent, si sur 94 cas il n'y a eu que 5 malades sauvés, ces 5 succès sont à l'actif de l'électricité, et de l'électricité seule.

Il est vrai que sur 19 des 77 cas de la première série on a eu recours aussi à l'électricité ; mais les conditions où cet agent a été mis en œuvre rendaient nécessairement son intervention impuissante, ridicule même. C'est toujours, sans exception, d'un quart d'heure à une heure après les accidents constituant la mort apparente qu'on y a eu recours.

Ainsi, le cas où l'on y a recours le plus tôt est celui échu au docteur Valette, chirurgien de l'hôpital d'Orléans. Quoiqu'on ait dit ici que l'électricité fut employée quelques minutes après, ce qui est trèsvague, il est facile d'en juger. Ce chirurgien a eu recours à tous les moyens, y compris la pression cadencée de la poitrine, puis à l'insufflation trachéale après avoir opéré la trachéotomie. Ce n'est qu'après qu'il a employé l'électricité. Or, pour tous ceux qui ont la notion du temps, rien que pour opérer la trachéotomie et faire ensuite l'insufflation trachéale, il n'a pas fallu moins d'un quart d'heure, sans compter le temps perdu en d'autres manœuvres.

Nous avons dit qu'on avait employé vicieusement l'électricité ; en effet, d'après tout ce que nous savons aujourd'hui de l'action de l'électricité portée directement sur le cœur, on voit, par exemple, que si le malade de Valette eût été encore vivant quand on a agi avec l'électricité, on aurait éteint complétement les battements de cet organe, puisque c'est au moyen d'aiguilles implantées sur lui qu'on agissait, et que la répétition des secousses épuise son action musculaire. Le même reproche peut être adressé à ceux qui ont agi directement sur le nerf phrénique, sur le diaphragme.

Quoi qu'il en soit, l'électricité a été employée sur 10 des 17 cas de la seconde série, et ici 5 fois sur 10, où dans la moitié des cas les malades ont été sauvés.

Il faut de toute évidence faire ressortir les différences de ces résultats avec ceux de la première série et en faire toucher du doigt les motifs.

On a beau dire, au sujet des statistiques et pour justifier les différences, que les séries se suivent et ne se ressemblent pas. Ici ll y a plus que différence, il y a, pour une partie, résultats identiques, et pour l'autre, la différence de la nuit au jour.

Dans les 77 cas de la première série, tous les malades succombent, quels que soient les moyens employés.

Dans la seconde, 5 malades sont sauvés sur 17, et ces 5 malades ont été sauvés par l'électricité. Sur ces 5 malades, l'électricité a été mise en œuvre immédiatement, sans retard; c'est, sans réplique, à cette manière de procéder que les opérateurs ont dû cette bonne fortune.

Dans les 77 cas, tous les malades a qui l'on n'a pas administré l'éectricité, soit 58, ont succombé.

Dans les 17 cas de la seconde série, tous les malades à qui l'on n'a pas administré l'électricité, soit 7, ont également succombé. Voilà pour l'identité des résultats.

Sur les 58 malades de la première série, privés des secours de l'électricité, les moyens employés pour les rappeler à la vie ont été les mêmes que pour les 7 de la seconde, depuis l'aspersion d'eau froide jusqu'à l'insufflation trachéale, par un tube. Preuve radicale de la nullité de ces moyens.

Si M. Perrin a pu dire que, dans les cas où l'on a employé l'insufflation trachéale, on l'a fait vicieusement ou tardivement, on ne pourra objecter les mêmes raisons pour ceux de la seconde série, où l'on voit que les auteurs, mieux avisés, y ont recouru avec intelligence et de suite. Ce moyen, comme les autres, est radicalement stérile d'après les théories, d'après les expériences sur les animaux et définitivement d'après la clinique, dernier juge en pareille matière. N'en parlons plus, pas plus que des autres. Voyons maintenant les différences entre les résultats pour les deux séries. Nous avons dit que sur 19 cas des 77 de la première série, on a employé l'électricité, et que ces 19 malades ont également et fatalement succombé; que dans 10 des 17 cas de la seconde série on a eu recours à l'électricité, et que dans 5 les malades ont été rappelés à la vie. C'est 1 sur 2. Voilà la différence. Faisons remarquer encore une identité frappante dans les deux séries, et nous aurons fini, la question sera jugée. Dans les

19 cas de la première série où l'on a mis l'électricité en avant, ce n'a
été qu'après d'autres moyens, un quart d'heure à une heure après.

Dans les cinq cas de la deuxième série où les malades ont succombé malgré l'emploi de l'électricité, ce moyen n'a également été
employé que d'un quart d'heure à une heure après l'explosion des
accidents et après d'autres manœuvres ; des résultats aussi identiques, dans des conditions aussi identiques, ne peuvent plus laisser
aucun doute dans l'esprit des lecteurs. L'électricité a été impuissante
parce qu'elle arrivait trop tard dans beaucoup de cas où probablement on aurait pu sauver les malades et en admettant des cas où
tous les moyens imaginables seraient restés impuissants. Ce résultat
est uniforme à ce que nous ont appris les expériences. Dans l'état de
mort apparente, quand le pouls et la respiration ont cessé, qu'on
ne perçoit plus de choc du cœur, le cœur continue cependant à se
contracter encore faiblement pendant un quart d'heure ; après, c'est
l'arrêt définitif. Recourir à l'électricité après un quart d'heure et
plus dans les cas de mort apparente, c'est agir sur un cadavre, et
Dieu seul a la puissance de ressusciter les cadavres.

Qu'on remarque la différence dans les cinq cas de la deuxième
série où les malades ont été rappelés à la vie. Ici l'électricité a été
mise en avant immédiatement après l'explosion des accidents. Ce
résultat n'est-il pas étincelant au milieu de cette hécatombe due à
l'emploi d'autres manœuvres irrationnelles, intempestives, et n'est-
il pas en rapport direct avec ceux fournis par les expériences sur
les animaux ! Si le cœur bat encore, quoique faiblement, pendant
un quart d'heure, dans les morts apparentes dues à l'anesthésie chloroformique, c'est immédiatement qu'il faut recourir à l'électricité,
qui seule a la puissance de réveiller ses contractions ainsi que celles
des muscles inspirateurs ; qui seule peut faire remonter graduellement les fonctions presque éteintes. Après ces démonstrations cliniques qui résolvent la question d'une manière absolue, nous doutons
qu'il puisse y avoir maintenant un chirurgien qui voudrait s'exposer, de propos délibéré, à un de ces mécomptes qui doivent laisser la plus profonde inquiétude dans l'esprit de ceux qui les ont
subis.

Robert, qui ne connaissait pas les détails de notre observation remontant à 1848, disait dans son rapport de 1853, pour enlever toute
action probante à l'électricité qu'il combattait, que cette observation
rentrait dans la catégorie de celles où les malades abandonnés à eux-
mêmes reviennent naturellement à la vie. M. Liégeois, qui ne la connaissait pas davantage, a renchéri, dans sa réponse à notre réclamation dans la Gazette des hôpitaux, sur l'opinion de Robert. Pour faire

justice d'aussi légères allégations, il suffit de citer les points de l'observation où est indiquée la position du malade au moment où nous recourûmes à l'électro-puncture (observation qu'on peut lire en entier aux pages 17 et suiv.).

« Au bout de trois minutes et demie d'inhalations chloroformiques, non-seulement il y avait relâchement musculaire, insensibilité complète, mais nous nous trouvions en face d'accidents redoutables : tout d'un coup, la tête se renversa en arrière et la face devint violacée ; la peau se couvrit d'une sueur froide, la respiration devint très-difficile, embarrassée, entrecoupée, râlente ; il s'échappait de l'écume par la bouche ; les mains étaient refroidies, et le pouls, que nous avions cessé un instant d'explorer, donnait des pulsations tellement faibles et profondes que nous avions toutes les peines à les sentir, encore ne s'offraient-elles pas distinctement sous les doigts ; l'oreille placée sur le cœur nous révélait plutôt un faible tremblotement de cet organe que des contractions ; les deux temps n'étaient plus séparés. En cinq minutes, au moyen de l'électro-puncture, le malade revint à la vie. »

Aurait-il fallu attendre un quart d'heure pour employer l'électricité pour prouver aux deux auteurs cités que la mort était imminente ? Mais dans la grande majorité des cas cités par MM. Perrin et Lallemand, au moins trente-huit, les accidents ont débuté ainsi, peut-être moins redoutables par leur ensemble, et quelques minutes après la mort était réelle envers et contre tous les soins. Dans les dix-sept cas de la deuxième série il en est au moins neuf où les accidents n'étaient pas plus graves, et sur ces neuf il y a eu huit morts en quelques minutes, envers et contre tous les soins, l'électricité étant arrivée trop tard. Le neuvième a été sauvé parce que l'électricité a été immédiatement employée comme dans notre cas. Qu'on cesse donc de recourir aux arguties en face d'accidents qui tranchent si rapidement la vie de l'homme !

N'y a-t-il pas quelque chose de frappant d'entendre le docteur Kidd s'exclamer que l'électricité a produit un effet magique, et lui décerner comme nous, dix-huit ans avant, et sans connaître notre observation, l'épithète de spécifique ! C'est le transport du médecin affolé qui rappelle à la vie le malade qu'il regardait comme mort.

## DE LA MANIÈRE DONT L'ÉLECTRICITÉ DOIT ÊTRE EMPLOYÉE DANS LES CAS DE MORT APPARENTE PAR ANESTHÉSIE CHLOROFORMIQUE.

Nous n'aurons pas besoin d'entrer dans de longs détails pour déterminer la manière la plus sûre d'employer l'électricité. C'est aux expériences sur les animaux qu'il faut s'adresser d'abord, et en dernier lieu aux faits cliniques. Tout raisonnement devient superflu après ces deux ordres de preuves. Les esprits droits et sérieux sauront à quoi s'en tenir.

Il nous avait été démontré par nos expériences et nos deux observations cliniques de 1847-1848, contenues dans le mémoire adressé en 1851 à l'Académie des sciences, que l'électro-puncture est le moyen le plus puissant de rappeler les malades à la vie.

En 1853, Jobert de Lamballe, après ses expériences propres, formulait que dans les cas très-graves (il s'agissait d'expériences sur les animaux), c'est à l'électro-puncture qu'il faut recourir. S'il donnait ces conseils dans les cas très-graves sur les animaux, il entendait à plus forte raison les formuler pour l'homme. Robert, dans nos expériences communes à Beaujon en 1853, se servait toujours, à part deux cas où l'application de l'électricité par simple contact lui parut insuffisante, de l'électro-puncture ; c'était donc une règle.

D'autres expérimentateurs ont pu essayer l'application directe de l'électricité, les réophores placés à l'anus et à la bouche. Nous avons prouvé, dans nos expériences comparatives de celles de MM. Legros et Onimus, que l'électro-puncture est de beaucoup supérieure à ce mode d'application.

D'après les expériences sur les animaux, c'est donc à l'électro-puncture qu'il faut recourir.

Quant aux faits cliniques, les résultats sont beaucoup plus clairs encore..

Nous avons établi que, jusqu'à ce jour, nous comptions 5 malades rappelés à la vie. Ces 5 malades appartiennent aux 17 de la deuxième série.

Dans ces 5 cas, c'est au moyen de l'électro-puncture, sans exception, que l'on a appliqué l'électricité. Il n'y a à cela pas de réplique.

Dans les 19 cas, sur 77 de la première série due à M. Perrin, il nous parait, d'après les détails donnés, qu'on n'aurait que rarement eu recours à l'électro-puncture. La mort a été le résultat constant dans ces 19 cas. Faut-il attribuer à cette manière d'agir une partie des insuccès, bien que généralement on ait eu recours trop tard à l'électricité? Nous opinerions vers cette manière de voir.

Enfin, sur les cinq autres cas de la deuxième série où l'on a eu recours à l'électricité et dont les sujets ont tous succombé, nous remarquons également qu'il n'est pas question d'électro-puncture, d'après les détails des observations, détails en parfait accord avec ceux de la première série. Sur ces cinq malades, ce n'est que de dix minutes à une demi-heure, une heure après l'explosion des accidents qu'on a recouru à l'électricité. En somme, sur les 5 sujets chez lesquels il est avéré qu'on s'est servi de l'électro-puncture, il y a eu rappel à la vie. C'est le dernier mot de la clinique.

C'est donc, et d'après les expériences physiologiques et d'après les résultats cliniques, l'électro-puncture qui est la règle comme moyen de rappeler à la vie les malades en état de mort apparente par inhalations chloroformiques.

Mais l'électro-puncture elle-même doit être soumise à certaines règles pour ne pas outre-passer le but qu'on se propose. Ainsi, c'est sur l'axe cérébro-spinal qu'on doit agir, une aiguille implantée à la nuque, l'autre à la région lombaire. Ici encore nous avons prouvé le premier dans notre critique du rapport de Robert en 1853, en nous fondant sur les expériences sur les animaux et sur notre fait clinique, que les secousses qu'on détermine avec l'électro-puncture doivent être espacées au moins de dix en dix secondes, et davantage ensuite, à mesure que se rétablissent les fonctions; qu'il faut, par conséquent, interrompre les courants et ne réagir que par secousses momentanées. Ce que nous avions prescrit alors se trouve corroboré par la clinique. En effet, dans les cinq cas rappelés à la vie, il est toujours question de secousses, de chocs, etc., et à intervalles.

Jamais question n'aura donc mieux été résolue par le concours des expériences physiologiques et des résultats fournis par la clinique.

Encore un mot maintenant, et nous avons fini avec ce sujet.

On sait, par ce que nous avons dit à la suite de nos expériences comparatives de celles de MM. Legros et Onimus que, de 1847 à 1853, nous nous étions servi d'une pile à auges, à courants continus; par conséquent que ces deux auteurs n'avaient rien innové quand, dans leur mémoire à l'Académie des sciences et dans celui à la Société de chirurgie, ils avaient prétendu apporter une innovation dans les expériences et prouver que les courants continus sont supérieurs et sans danger, tandis que les courants induits peuvent entraîner un danger.

Quant à la supériorité d'action, si l'on pouvait avoir toujours à sa disposition une pile de la force de celle dont nous nous servions autrefois, elle nous parait incontestable, mais toujours à la condition que, sur l'homme, on agisse par voie d'électro-puncture et par secousses espacées. Malheureusement il y aurait impossibilité pour tous les opérateurs, dans leur pratique, à se munir toujours d'un semblable appareil.

C'est pourquoi nous avons déclaré que la boîte de Morin et Le gendre, appareil induit extrêmement portatif, et qu'une expérience de quinze ans nous a démontré comme plus que suffisant pour tous les cas, est l'appareil dont on doit se servir. M. Liégeois, dans son rapport, a pleinement confirmé cette manière de voir.

Pour les dangers auxquels peuvent exposer les courants induits, ils sont évités complétement si, par voie d'électro-puncture, on a soin d'espacer les secousses et d'affaiblir les courants au fur et à mesure que les fonctions se rétablissent.

Cinq malades seulement sauvés sur une somme de quatre-vingt-quatorze cas, c'est en apparence bien minime; mais vienne un jour où les praticiens, mieux éclairés sur l'heureuse influence de l'électricité et désabusés sur l'utilité des autres manœuvres, auront immédiatement recours au premier moyen en s'attachant aux principes que nous avons énoncés, et l'on verra rapidement grossir la liste des succès. — Les morts par anesthésie chloroformique, pour être moins fréquentes depuis quelques années, n'en continuent pas moins. Il y a donc urgence à faire jaillir la vérité, et si sur quatre-vingt-quatorze cas à nous connus, il n'y en a que cinq qui aient pu être sauvés, et cela par l'électricité, il y a à parier que pour les autres cas nombreux à nous inconnus, les proportions ne doivent pas varier sensiblement.

L'électro-puncture reste donc jusqu'à présent, d'après les expériences sur les animaux et d'après les résultats cliniques, le moyen le plus prompt, le seul sur lequel on puisse compter pour faire cesser le relâchement musculaire, ranimer les fonctions presque éteintes et rappeler les malades à la vie dans les cas de mort apparente par le chloroforme.

RÉPONSE ET CRITIQUE ADRESSÉES AU RAPPORT DE ROBERT A LA SOCIÉTÉ DE CHIRURGIE EN 1853, PAR L'AUTEUR, DANS LE N° 154 DE LA GAZETTE DES HÔPITAUX.

Quelque grande que soit l'estime que nous avons pour la personne et le talent de M. Robert, auteur du *Résumé de la discussion sur le chloroforme* à la Société de chirurgie, nous ne pouvons cependant laisser passer sans réponse la quasi-condamnation qu'il porte sur l'électricité appliquée à remédier, aux accidents qui succèdent parfois aux inhalations chloroformiques.

Si le savant rapporteur avait été amené, soit par le résultat de ses expériences, soit par l'explication raisonnée du mécanisme qui préside à ces accidents, à formuler un pareil jugement, nous aurions

qui cessent de fonctionner, mais encore l'organe central de la circulation, et presque en même temps.

M. Robert regarde le chloroforme comme exerçant une action hyposténisante sur le cœur, disposant ainsi à la lipothymie, à la syncope, et produisant même parfois la sidération, en paralysant subitement les contractions de cet organe (page 16). C'est, du reste, toute sa théorie pour les accidents chloroformiques ; il la reproduit à plus d'un endroit, comme on peut s'en convaincre aux pages 6, 9, 14 entre autres. C'est par cette théorie qu'il prétend différer complétement d'opinion avec M. Guérin.

D'après cet énoncé, on pourrait supposer que le rapporteur admet une action directe du chloroforme sur le cœur, c'est-à-dire que cet agent, porté par voie d'absorption au contact de l'organe central, en paralyse les mouvements. Eh bien! il n'en est rien. Pour arriver à expliquer la paralysie du cœur, il est obligé de faire suivre au chloroforme absolument la même route qu'indique M. Guérin, c'est-à-dire le système nerveux. En effet, plus bas, à la même page 16, il ajoute : « Car, employé comme il l'est chez « l'homme, par inhalation, ce n'est guère par son contact avec le « cœur que cet anesthésique peut en paralyser les mouvements, « mais bien plutôt par l'intermédiaire du système nerveux. » L'aveu est complet.

Puisque, d'après l'aveu de M. Robert, le chloroforme n'agit sur le cœur que par l'intermédiaire du système nerveux, qui lui a prouvé que le cœur est plus tôt paralysé que les organes respiratoires, puisque le même système régit les deux sortes d'organes? qu'est-ce qui l'autorise à admettre d'emblée la syncope? Aucun motif sérieux, plausible, aucune preuve directe, nous supposons, car les vivisections sont contraires à sa doctrine. Nous avons toujours vu dans ces cas, et il le sait bien, le cœur osciller encore quand la respiration ne s'exécutait plus, même chez les animaux que nous avons sidérés.

Ce qui a sans doute contribué le plus à confirmer M. Robert dans sa croyance, ce sont les cinq observations qu'il emprunte au *Mont-thly journal* et au *Medical times*, et qu'il rapporte aux pages 12 et 13.

Dans trois de ces observations (1re et 3e, et une du *Medical times*), le pouls s'est suspendu pendant quelques secondes au moment où le couteau était enfoncé dans les chairs et sans que la respiration eût changé, ou à peu près, est-il dit. Dans la 2e et la dernière il n'est pas fait mention de l'état de la respiration.

Mais que conclure de ces faits où l'action du chloroforme étant produite et se continuant, il ne survient de suspension momentanée du pouls qu'au moment où on commence l'opération? C'est qu'évidemment, comme l'a soutenu M. Bickersteth, l'opération ou le premier coup de l'instrument a été pour quelque chose dans ce phénomène subit. Quand un effet se produit cinq fois dans la même circonstance, il est clair que cette circonstance concourt à sa production, en admettant toutefois une prédisposition, et cette prédisposition est pour nous l'intoxication du système nerveux par le chloroforme.

Mais cela prouve-t-il que le chloroforme, qu'il agisse progressivement ou par sidération, tue par syncope? Nullement. Pour l'admettre, il faudrait que l'action du chloroforme fût bien dégagée de toute autre action, telle qu'une opération. Sur les animaux où il n'y a eu qu'intoxication chloroformique, nous avons eu la preuve matérielle que le cœur cesse de battre après que la respiratiou ne se fait plus. M. Robert l'a reconnu lui-même, quand il dit (p. 25): « M. Bicker« steth a cherché à établir que la respiration cesse bien avant la cir« culation; nos expériences nous ont conduit au même résultat, mais « d'une manière moins absolue, etc. »

Finalement, nous pouvons objecter à M. Robert que le pouls peut n'être plus apprécié sans que la circulation ait cessé, témoin quatre des cinq observations qu'il a citées. La cessation de la respiration est plus facile à constater, les mouvements inspirateurs étant parfaitement visibles.

M. Robert est donc d'accord avec M. Guérin, puisqu'il fait porter d'abord l'action du chloroforme sur le système nerveux. Il s'en écarte seulement quand il veut établir une action directe sur le cœur une syncope par paralysie de l'organe. Mais, comme nous le disions il n'y a que l'épaisseur d'un cheveu qui les sépare, puisque, au lieu d'une actiou directe, il est obligé de faire intervenir le système nerveux. Ce n'est qu'une explication différente sur un point; rien de plus.

Enfin, c'est bien le sytéme nerveux qui est influencé; les organes qu'il gouverne cessent de fonctionner en même temps ou à peu près quand il y a sidération, ou successivement et graduellement, et la circulation cesse la dernière, quand l'intoxication est graduée. Les mots de syncope ou d'asphyxie toxique entremélés à cette intoxication du système nerveux pour expliquer la mort, n'ont pas plus de valeur que si l'on voulait les appliquer à l'empoisonnement par les vapeurs d'acide hydrocyanique pour donner le mécanisme de la même terminaison. Ceci posé, et admettant même la syncope telle que l'entend M. Robert, prouvons une fois pour toutes au savant rapporteur que nous avions eu le droit de le croire pleinement convaincu que, de tous les moyens mis ou à mettre en usage, l'électro-puncture est le plus puissant, le seul immédiatement applicable contre l'intoxication chloroformique.

Du moment que la mort par asphyxie reste écartée, du moment que M. Robert lui-même convient que l'intoxication chloroformique s'adresse au système nerveux, dont il neutralise l'action sur les organes, et que la syncope ne survient que par cette neutralisation, il paraîtra évident à tout esprit dégagé de préoccupation que le remède rationnel, applicable en cette circonstance, est celui qui aura la propriété de réveiller l'action nerveuse engourdie ou sur le point de s'éteindre. Chercher à agir sur le cœur par toute autre voie serait illogique, irrationnel.

Y a-t-il en dehors de l'électricité un agent capable de réveiller avec une certaine rapidité l'action du système nerveux engourdi ou paralysé par les inhalations chloroformiques, et itérativement celle des organes qu'il gouverne?

M. Robert lui-même sera tout le premier à répondre par la négative, parce que les expériences auxquelles il s'est livré le lui ont pleinement démontré.

Nous faisons réserve toutefois pour le procédé de M. Guérin, qui n'a donné que des effets nuls entre les mains du savant rapporteur, mais qui, au dire du rédacteur en chef de la GAZETTE MÉDICALE, aurait été mis en pratique contrairement aux règles qu'il pose. Ce moyen est donc à expérimenter de nouveau, et nous sommes des premiers à souhaiter qu'il donne les résultats promis par son auteur. Ce ne serait point trop que la science pût compter sur deux moyens énergiques et puissants.

Les animaux comme les hommes qui sont soumis profondément à l'action du chloroforme, qui sont plongés dans l'insensibilité complète, ne réagissent point, quels que soient les excitants et stimulants qu'on emploie à leur égard; les mutilations de toute espèce, l'application du feu et du froid les laissent également dans cet état d'insensibilité. L'électricité par voie d'électro-puncture, au contraire, excite non-seulement l'action contractile musculaire en excitant les nerfs qui président à cette action, mais elle réveille encore la sensibilité et l'intelligence; elle agit en un mot sur les deux ordres de nerfs. M. Robert ne l'ignore point, et il l'avoue même, quand il dit page 53 : « Et telle était alors la puissance de l'électricité, qu'à cha-
« que secousse, quoique l'insensibilité aux autres moyens d'excita-
« tion fût encore profonde, il (l'animal) poussait des cris aigus et
« s'agitait violemment. » Pour pousser des cris il faut qu'il y ait perception de la douleur par le cerveau, pour qu'il y ait perception

par le cerveau, il faut qu'il y ait réveil de ses fonctions. L'action de l'électricité ne saurait être plus complétement démontrée. Et qu'on ne nous dise pas qu'il n'en est point ainsi chez l'homme! nous défions qui que ce soit d'employer l'électropuncture sur un homme soumis au sommeil chloroformique sans qu'il s'agite immédiatement sous les secousses, se plaigne bien vite de la douleur, tandis qu'il restera sourd aux mutilations de toute espèce.

On a voulu faire comprendre que ce n'est qu'en agissant sur les masses musculaires que l'électricité peut rétablir la respiration, mais qu'elle n'a pas le pouvoir d'agir sur le cœur, de réveiller son action. C'est au moins ce que dit M. Robert à la page 53. C'est là une phrase qui a échappé au sens exquis du rapporteur, et qui est en opposition complète avec la phrase que nous avons citée plus haut, et où il est question de la perception de la douleur par les animaux. Si l'électricité agit sur les nerfs des deux ordres, de la motilité et de la sensibilité, et c'est avoué par le rapporteur lui-même, elle a action non-seulement pour rappeler la respiration, mais pour remonter aussi la circulation quand elle n'est pas complétement éteinte; nous dirons même plus, pour ramener à la perception des sensations.

Voulons-nous voir M. Robert se réfuter lui-même, quand il soutient que l'électricité n'agit pas directement sur le cœur et n'a pas le pouvoir de réveiller son action, la chose est des plus faciles.

Qu'a-t-il dit (page 52) en parlant de ses expériences en contrôle des nôtres et de celles de M. Jobert de Lamballe?

Il a fait un oubli d'abord, oubli involontaire sans doute, puis il a consacré le principe qu'il dénie plus tard.

« Ainsi que l'avaient déjà signalé MM. Abeille et Jobert de Lam-
« balle, j'ai constamment observé, dit-il, que lorsqu'on sidérait
« l'animal en lui faisant respirer à la fois une grande quantité de
« chloroforme, les mouvements du cœur et ceux de la respiration
« cessaient presque en même temps; l'électricité ne produisait d'au-
« tre résultat que de provoquer des secousses dans les muscles sans
« réveiller l'action du cœur. » Nous sommes obligés de demander pardon au savant rapporteur pour le léger oubli qu'il commet. Qu'il veuille bien se rappeler ce jeune chien, sujet de nos deux dernières expériences, que nous avons sidéré avec le chloroforme en une minute et demie après avoir cherché vainement à le sidérer dans les mêmes conditions avec l'éther, la liqueur hollandaise, le chloroforme d'Amérique rapporté par M. Brown-Séquart! Il lui reviendra à l'esprit que, chez ce jeune chien sidéré, les mouvements inspirateurs ralentis avaient complétement cessé, et qu'on percevait encore quelques oscillations du cœur, le pouls étant insensible ou à peu

près. Il se rappellera également que l'animal fut rappelé à la vie par l'électro-puncture, si bien que deux jours après nous pouvions encore expérimenter sur lui pour la dernière fois.

Voilà un fait qui prouvera à M. Robert que l'électricité n'est point inutile quand il y a mort apparente par sidération; qu'elle n'est inutile et ne peut rien que quand le cœur a complétement cessé de battre, c'est-à-dire que la mort est certaine.

Plus loin M. Robert ajoute : « Lorsqu'au contraire on ménageait « les inhalations de manière à les prolonger jusqu'à ce que la respi- « ration parût s'éteindre, les mouvement du cœur, toutefois, per- « sistants quoique à un faible degré, il m'a toujours été possible de « ramener l'animal à la vie. » C'est ici que se trouve une contradiction flagrante. Eh quoi! lorsque la respiration paraît s'éteindre, les mouvements du cœur persistant quoique à un faible degré, et à un degré tellement faible qu'il a fallu quelquefois l'attention soutenue de plusieurs spectateurs successifs pour pouvoir constater au moyen du stéthoscope qu'ils existaient encore, vous parvenez toujours ou à peu près à ramener l'animal à la vie; et vous niez ensuite que l'électricité ait de l'action sur le cœur! Mais comment ramèneriez-vous l'animal à la vie si elle n'avait pas d'action sur lui? Nous savons bien que l'électricité n'agit pas ici directement sur le cœur, qu'elle n'agit que sur le système nerveux qui l'anime. Mais si ce cœur, dont les impulsions sont tellement faibles qu'on peut à peine les constater à l'aide du stéthoscope, si ce cœur, dis-je, rebondit, reprend progressivement de l'activité sous l'impulsion des secousses électriques, pouvez-vous nier que celle-ci soit impuissante à le réveiller?

Nous comprendrions le raisonnement de M. Robert s'il admettait la paralysie du cœur par action directe du chloroforme; mais non, cette paralysie, il l'avoue, n'arrive que par l'intoxication du système nerveux; l'électricité dissipe cette intoxication, rappelle les fonctions nerveuses et avec elles les fonctions des organes que ce système gouverne, et M. Robert nie l'action de l'électricité sur le cœur! A coup sûr nous ne comprenons plus rien à ce raisonnement.

Toutes les fois que le cœur a complétement cessé de battre, l'électricité ne peut plus rien sur lui, voilà ce qu'aurait dû dire le savant rapporteur, voilà quel est le résultat des expériences de nous tous. Mais quand le cœur a complétement cessé de battre, c'est la mort, et nulle puissance au monde, excepté celle du Très-Haut, ne pourrait alors redonner la vie; seulement il n'est pas toujours possible d'apprécier cette cessation complète, et en cas de doute, le devoir veut qu'on agisse.

Il est tellement vrai que quand le cœur a cessé de battre c'est la mort réelle sans espoir aucun, que, tandis que tous les autres muscles de l'organisme se contractent encore un certain temps après la mort sous l'influence de l'électricité, voire même la musculeuse intestinale, le cœur reste inerte quelle que soit la manière dont on dirige l'électricité sur lui.

Nous croyons avoir surabondamment prouvé que l'électro-puncture agit sur le cœur, a le pouvoir de réveiller son action quand il n'a pas complétement cessé de battre; essayons maintenant de prouver que le très-honorable et savant rapporteur s'est laissé abuser quand, s'appuyant sur les trois derniers cas de mort par le chloroforme où on a essayé de l'électro-puncture sans succès, il s'écrie (page 53) : « Du reste, l'expérience a parlé. »

Nous disons qu'il s'est laissé abuser, car son jugement n'a pas ici ce cachet de sévérité que nous lui avons reconnu en tant d'autres circonstances et qui révèle habituellement en lui un esprit supérieur. Les observations dans lesquelles le galvanisme a été mis en œuvre sont celles de MM. Paget, Quain, Dunsmure et la nôtre. Qu'a-t-il été fait dans les trois premiers cas? On a d'abord employé les moyens propres à combattre l'asphyxie; or, de l'avis de M. Robert lui-même, la mort n'a pas lieu par asphyxie, et non-seulement on a employé les moyens propres à combattre l'asphyxie, mais on a pratiqué une opération, la trachéotomie, on a plongé le malade dans un bain, toutes circonstances propres à anéantir l'action nerveuse déjà si fortement déprimée. Ce n'est qu'après toutes ces manœuvres, qui ont duré probablement un temps très-long, qu'on a eu recours au galvanisme. Or, nous le demandons, si le galvanisme a chanche de retirer les malades du danger, n'est-ce pas quand il reste encore quelques ressources, avant que, par des manœuvres irrationnelles, on ait précipité la dépression nerveuse?

Dans l'observation de M. Paget, par exemple, il est bien dit que, pendant tout le temps employé à l'insufflation, à la trachéotomie, au bain, au lavement, on sentait de temps en temps battre le pouls a l'artère radiale; mais il n'est pas dit qu'on le sentît encore quand on recourut au galvanisme. L'insensibilité ne se dissipant pas, y est-il dit, on eut recours au galvanisme; les commotions produisirent des contractions musculaires énergiques, mais aucune inspiration. Cette seule et dernière circonstance, d'absence d'inspiration sous les secousses électriques, nous autorise à penser que le pouls avait cessé de battre quand le galvanisme a été employé, et que de ce moment la mort était bien réelle.

Et dans l'observation de M. Dunsmure a-t-on employé le galvanisme avánt que le pouls ait cessé de battre? l'a-t-on même employé aussitôt qu'on s'est aperçu de sa cessation et de celle de la respiration? Point.

Voici ce qui est rapporté :

« Aussitôt que le malade fut tranquille, on le plaça dans la position « usitée pour la taille. Précisément à l'instant où on fit au périnée la « première incision, un des assistants dit que le pouls s'affaiblissait. « M. Spence fit alors remarquer qu'il était encore bon à la tibiale « postérieure. Mais au bout d'une à deux secondes, ces deux mes- « sieurs s'écrièrent que le pouls avait disparu. Le chirurgien se pré- « cipita à la tête du malade et vit que la respiration avait cessé. »

S'il est un instant où l'on eût pu recourir avec succès à l'électro-puncture, c'est celui où pour la première fois le pouls cessait à la radiale et existait encore à la tibiale postérieure. Il aurait fallu avoir l'appareil tout prêt et le faire fonctionner immédiatement : on n'en avait pas, il fallut en envoyer chercher un. Pendant ce temps, on ouvrit la bouche par force, et on tira la langue hors de la bouche à l'aide de pinces. On eut recours à la respiration artificielle. Il s'ensuivit bientôt une inspiration ; celle-ci fut bientôt accompagnée d'une seconde, puis d'une troisième et d'une quatrième à des intervalles plus longs. Après la cinquième, tout effort de respiration naturelle cessa. Aucune pulsation ne pouvait être sentie à l'artère radiale. L'appareil électrique arriva enfin ; au lieu de le faire fonctionner immédiatement, on pratiqua la trachéotomie ; on ouvrit la jugulaire externe, et ce ne fut qu'après un très-long temps inutilement perdu qu'on usa du galvanisme. La mort était réelle depuis quelque temps déjà sans doute. Mais ce n'est pas tout : comme pour réserver au galvanisme une part tout à fait ridicule, il fut appliqué sur chaque côté du diaphragme, manœuvre qui ne peut s'allier qu'avec l'opinion de ceux qui croient à l'asphyxie et qui pensent qu'on rappelle la res-piration en excitant des contractions diaphragmatiques.

Et c'est avec trois pareilles observations que M. Robert vient dé-clarer que l'électricité a été jugée par l'expérience! Tout ce que le sens droit du rapporteur et sa lumineuse raison devaient lui per-mettre de conclure, c'est que l'électricité, appliquée après tous les autres moyens et après un temps très-éloigné de l'apparition des ac-cidents, était restée sans résultat comme eux, mais après eux. Ce jugement ne préjugeait rien et laissait à chaque lecteur le soin d'ap-précier la valeur du galvanisme; en outre, il laissait une entière liberté pour déterminer si l'on avait agi convenablement et scientifi-quement en réservant ce moyen le dernier et alors qu'il n'y avait plus de vie ni d'espoir de la rappeler.

Quant à notre propre observation, où l'électro-puncture a donné un si beau et si plein succès, M. Robert ne l'a pas trouvée concluante, et voici pourquoi : parce que chez notre malade la respiration persistait, quoique stertoreuse, râlante, et que le cœur battait encore quoique le pouls fût très-faible, fuyant.

Cet état nous parut très-alarmant; nous persistons à croire qu'il était très voisin de la mort. Ce n'est pas l'opinion du rapporteur, soit. Toutefois, nous devons déclarer que, s'il ne veut comme concluantes que les observations de malades rappelés à la vie par l'électro-puncture quand le cœur a cessé de battre, il n'en trouvera jamais, parce que, quand le cœur a cessé de battre, c'est la mort.

M. Robert oserait-il nier que notre malade fût en danger? Non. Il dit seulement que ce cas lui semble rentrer dans la catégorie des faits *ordinaires* où les accidents, quoique graves, cèdent en général à des moyens moins actifs et bien dirigés.

Mais ces moyens moins actifs, nous les avions inutilement employés. Il ne reste d'autre ressource au savant rapporteur, pour maintenir cette observation dans cette catégorie ordinaire, que de penser que ces moyens moins actifs avaient été mal dirigés par nous, puisque le danger ne s'était pas dissipé. Nous ne supposons pas que rien ait pu justifier une pareille opinion de sa part, du moins nous ne lui en avons jamais donné le droit. Une telle argumentation nous a quelque peu surpris dans la bouche d'un chirurgien ordinairement si perspicace. La longueur et la stérilité de ce travail élaboré au milieu de tant d'autres qui l'accablent sont, sans aucun doute, les causes seules qui ont fait fléchir l'éminent rapporteur vers la fin.

Nous voulons nous résumer nettement et catégoriquement; nous attendrons avec confiance ensuite le jugement des lecteurs et des praticiens pour relever ce que peut avoir d'exagéré celui que M. Robert vient de formuler contre l'électricité appliquée à remédier aux accidents causés par les inhalations du chloroforme.

Nous nous associons aux treize premières conclusions qui terminent le travail de M. Robert, parce que, à quelques exceptions près, elles posent les conditions prévues ou à prévoir dans lesquelles le chloroforme peut déterminer des accidents. Quant aux six dernières, toutes relatives aux moyens de combattre ces accidents, le savant rapporteur nous permettra d'en considérer quelques unes comme tout à fait en opposition avec la doctrine qu'il professe sur la nature des accidents, et par conséquent comme intempestives, lorsqu'il n'a pas daigné mettre sur la ligne des moyens à employer dans le même but l'électro-puncture, dont la valeur lui a été démontrée irrévocablement par les expériences et qui est la seule qui s'adapte à ses théories.

Dans les cas de syncope grave ou de sidération, dit-il à la quatorzième conclusion, page 56, il convient de recourir aux moyens suivants :

1° Exposer le malade à un air frais ;

2° Donner au corps une position telle que la tête soit déclive ;

3° Ouvrir la bouche et attirer la langue avant.

Jusque-là ces préceptes s'adaptent bien à l'idée de la syncope, et comme leur exécution ne fait pas perdre grand temps et peut du reste être éminemment utile, en raisonnant toujours d'après l'hypohèse de M. Robert, nous sommes des premiers à féliciter le rapporteur sur leur opportunité.

Il n'en est plus de même pour celui qui suit :

4° Pratiquer la respiration artificielle par des pressions cadencées sur le thorax et l'abdomen.

Quoi ! M. Robert n'admet pas la mort par asphyxie ; il admet la mort par syncope, mais syncope de nature bien connue, car, il le dit lui-même, ce n'est pas sur le cœur que le chloroforme agit directement, mais, bien par l'intermédiaire du système nerveux ; et dans un cas pareil il conseille comme l'un des plus héroïques moyens la respiration artificielle par pressions cadencées sur l'abdomen et le thorax ! Mais qu'aurait-il conseillé autre s'il s'agissait d'asphyxie, d'autant que plus bas il donne comme auxiliaires utiles les excitants de la peau, les frictions, les rubéfiants, etc. ?

Disons que tout son plaidoyer a été contre l'asphyxie, de quelque nature que ce soit, et en faveur de la syncope, par intervention nerveuse, et que le traitement qu'il préconise s'adresse à l'asphyxie : que les lecteurs jugent ! Au point où en est aujourd'hui arrivée la science, il demeure prouvé que le chloroforme exerce une véritable intoxication sur le système nerveux, intoxication qui, suivant le degré, les prédispositions et une foule de conditions, peut devenir promptement mortelle.

Cette intoxication se traduit par l'affaissement du système nerveux et subsidiairement des fonctions organiques que celui-ci régit.

Le seul agent qui ait pouvoir de dissiper cette prostration nerveuse est l'électricité par voie d'électro-puncture ; c'est un fait irrévocablement introduit dans la science par nos expériences, qui ont été contrôlées par M. le rapporteur lui-même.

Une rigoureuse logique veut donc que quand l'intoxication chloroformique aura mis un malade en danger, on lui applique son antidote, l'électricité, et cela sans perdre un instant, car la perte du temps peut être irréparable, comme nous craignons qu'elle l'ait été malheureusement pour les trois observations qui ont servi de base au jugement formulé par M. Robert.

L'électro-puncture, pas plus que les autres moyens, ne sera avantageuse quand le cœur aura cessé de battre, parce qu'alors la mort est bien réelle; mais, comme on ne peut savoir au juste le moment où cette cessation a lieu, la prudence veut qu'on agisse quand même.

Recourir à d'autres moyens qui font perdre du temps avant d'employer l'électro-puncture, c'est, suivant nous, s'exposer, peut-être sans motif bien fondé, à un mécompte.

Les aiguilles, parfaitement isolantes pour transmettre tout le fluide, doivent être implantées le long de l'épine, l'une à la région cervicale, l'autre à la région lombaire. De cette façon, les secousses portent sur la totalité du corps, car il est incontestable que l'électricité se transmet de la périphérie au centre, du système cérébro-rachidien au système ganglionnaire par la voie des anastomoses.

Les secousses doivent être assez éloignées, au moins vingt à trente secondes. Il est un fait acquis à la science, c'est que les secousses électriques rapprochées détruisent l'excitabilité, et que dans le cas où il y a affaissement de cette propriété nerveuse on doit redouter d'arriver à ce résultat, qui serait nécessairement funeste.

L'objection faite de la difficulté d'avoir un appareil électrique à sa disposition quand on chloroformise un malade n'en serait plus une du moment que la théorie, les expériences sur les animaux et les faits cliniques auraient démontré que cet agent est le seul capable de retirer promptement les malades du danger.

La théorie et les expériences sur les animaux s'accordent à sanctionner sa haute valeur. Nous croyons que les praticiens auront parfaitement compris qu'il n'est plus en leur pouvoir de négliger de l'employer, et que, tout en obéissant aux préceptes formulés par M. Robert lui-même pour remédier aux accidents du chloroforme, ils pourront préalablement ou en même temps mettre l'électricité à profit. Nous ne doutons pas dès lors que d'ici à quelque temps les faits cliniques s'accumulent pour prononcer en dernier ressort.

POLÉMIQUE ENTRE M. ABEILLE ET M. LIÉGEOIS DANS LA GAZETTE
DES HÔPITAUX.

*Lettre de M. Abeille à M. Le Sourd, directeur de la* GAZETTE
DES HÔPITAUX.

Monsieur et très-cher confrère,

Dans son rapport sur les expériences de MM. Onimus et Legros, relatives à l'emploi de l'électricité pour rappeler à la vie les animaux en état de mort apparente par inhalations chloroformiques, rapport lu à la Société de chirurgie, et reproduit dans les n⁰ˢ 53, 54 et 55 de la *Gazette des Hôpitaux*, M. Liégeois a commis à mon égard un de ces dénis de justice qui ne font jamais honneur à un rapporteur.

M. Liégeois dit qu'il doit avant tout rendre justice à ceux qui ont constaté avant lui l'efficacité de l'électricité dans les mêmes circonstances, et il cite alors en première ligne Jobert (de Lamballe), en seconde ligne Robert, puis la Société médicale des hôpitaux. Plus loin, il a daigné me citer un peu, en disant : cette expérience, que j'ai répétée trois fois, est confirmative de celle de M. Abeille, etc.

J'ai cherché une expression pour caractériser, chez un rapporteur qui connaît toutes les dates, qui a étudié, approfondi son sujet, une pareille façon d'agir quand il s'agit de science ; en homme bien élevé, je ne puis que répéter le mot que M. Dumas fils a bien voulu faire passer dans le langage du monde : C'est roide.

Mais je suis de taille à défendre mon bien contre qui que ce soit, et à faire reprendre aux faits leur date précise.

M. Liégeois savait que c'est le 20 octobre 1851 que j'adressai, à l'Académie des sciences, un mémoire basé sur deux observations, et sur des expériences sur les animaux. Les conclusions furent insérées dans le *Bulletin de l'Académie*. Le mémoire sommeilla dans les mains du rapporteur. J'étais alors en province.

Il savait que c'est en 1853 que Jobert (de Lamballe), qui connaissait au moins les conclusions de ce mémoire, et j'ai de bonnes raisons de penser qu'il le savait par cœur, entreprit à son tour des expériences qu'il fit répandre à son de trompe, non-seulement dans les journaux scientifiques, mais encore dans les *Débats*, *le Siècle* et *la Patrie*, dans lesquels justice complète fut alors rendue à ma réclamation. Il connaît la date précise des expériences de Robert, entreprises et conduites avec moi, puis celles de la Société médicale d'émulation, etc. Je dois ajouter que c'est à mon instigation que MM. Legendre et Morin, qui connaissaient mes travaux, et m'avaient présenté un petit appareil électrique portatif, parfait pour cet usage, furent admis à le faire fonctionner dans nos expériences à Beaujon. Cet appareil entra ainsi dans la pratique et y demeura.

L'idée d'appliquer l'électricité pour combattre les accidents produits par la chloroformisation, les deux premiers faits cliniques, les premières expériences faites sur les animaux, tout cela m'appartient donc, et pour prouver que la science pendant dix-huit ans n'a fait autre chose que confirmer les faits par moi établis, je vais publier mon mémoire, qui a sommeillé paisiblement pendant dix-huit ans dans les cartons de l'Académie des sciences, et dont je viens de faire tirer une copie exacte.

M. Liégeois, qui a lu tout ce qui a trait à cette grande question, n'ignore pas non plus qu'en 1853, au moment où avait lieu la discusssion à la Société de chirurgie, je prenais date dans la *Gazette des Hôpitaux*, n° 119, pour de nouvelles données basées sur de nouvelles expériences, en écrivant: « De nouvelles expériences me mettent à même de prouver que l'électricité constitue une ressource tout aussi puissante dans la mort apparente par syncope, par asphyxie, par suite de la sidération de la foudre, et qu'elle est appelée à juger définitivement dans les décès si la mort est réelle. »

1853 est encore une date précise. Comment! M. Liégeois, en présence des expériences de MM. Onimus et Legros pour la syncope suite de perte de sang; en présence des siennes sur l'asphyxie par la strangulation, comment, dis-je, M. Liégeois ne s'est-il pas souvenu que dès 1853 ces faits, qui semblent si nouveaux aujourd'hui, avaient été nettement établis par moi!

Dans la séance du 17 mars de la Société de chirurgie, à la suite d'une observation de M. Broca pour faire ressortir l'importance des expériences de MM. Legros et Onimus, M. Liégeois a répondu: « Je regrette que la discussion qui vient d'avoir lieu m'oblige à dire que le mémoire, loin de mériter de si grands éloges, est à critiquer dans presque tous les points; je regrette surtout de dire, ce que j'aurais voulu taire, que les auteurs, loin d'avoir fait faire un progrès, ne sont pas au courant de la science, et cela, dans une proportion regrettable. » Des auteurs qui expérimentent et qui croient avoir trouvé les premiers un moyen, sont excusables en quelque sorte, parce qu'ils sont entraînés par leurs préoccupations; mais M. Liégeois, lui qui, en sa qualité de rapporteur, était tenu de savoir tout ce qui a été fait et écrit, est-il excusable en commettant volontairement le déni de justice qui me concerne? Dans quelques jours, lorsque aura paru la copie de mon mémoire déposé à l'Académie des sciences, il pourra se convaincre que, dès le début, j'avais résolu la question et que l'expérience de dix-huit années est venue simplement confirmer ces données.

Agréez, etc. ABEILLE.

*Lettre de M. Liégeois à M. Le Sourd.*

Monsieur et honoré confrère,

Dans une lettre adressée le 8 mai au rédacteur du *Courrier médical*, M. le docteur Abeille m'accuse, en des termes assez vifs, de ne point lui avoir rendu justice dans mon rapport présenté à la Société de chirurgie, sur les expériences de MM. Legros et Onimus. Comme M. Abeille n'avait pu lire alors dans les journaux de médecine que des extraits de mon rapport, j'espérais que le calme reviendrait naturellement dans son esprit, quand il prendrait connaissance du texte même de mon travail, inséré le 15 mai dans la *Gazette*. Il n'en a rien été, car le 19 mai, M. Abeille nous adressait une lettre rédigée dans le même sens que la première, seulement plus véhémente; peu s'en est fallu même qu'elle dépassât les limites de la convenance scientifique.

M. Abeille se plaint de ce que je n'ai daigné le citer qu'un peu, en disant: « Cette expérience que j'ai répétée trois fois, est confirmative de celle de M. Abeille, etc. » Or, ce peu, cet etc., est la conclusion tout entière du mémoire de 1851, tant de fois invoqué par l'auteur, dans le passé et dans le présent, à l'appui de ses droits à la priorité sur la question qui m'occupait. Afin que cette allégation ne laisse aucun doute, permettez-moi de rapporter, sans oublier un seul mot, le compte rendu des bulletins de l'Académie des sciences, en plaçant entre guillemets ma citation. L'auteur ayant eu, dans sa pratique chirurgicale, l'occasion de remarquer que l'on ne pouvait profiter pour les sujets soumis à la galvano-puncture de l'insensibilité produite par l'inhalation de l'éther, l'action du galvanisme réveillant aussitôt le sentiment, pensa que ce fait, qui lui était offert par le hasard, et qu'il ne tarda pas à voir se reproduire, pouvait être le point de départ de recherches utiles. Il entreprit, en conséquence, une série d'expériences sur les animaux vivants et vit se confirmer l'espoir qu'il avait conçu ; ces expériences font le sujet du mémoire qu'il soumet aujourd'hui au jugement de l'Académie et qu'il termine dans les termes suivants: « L'électricité mise en jeu au moyen d'aiguilles implantées dans divers points du corps et surtout dans la direction de l'axe cérébro-spinal, réveille la sensibilté et met immédiatement en jeu les muscles en état de relâchement; elle constitue, d'après mes expériences, le moyen le plus prompt, le plus efficace, de ramener à la vie les malades chez lesquels les inhalations chloroformiques ont été prolongées au delà du terme prescrit par la prudence. C'est le premier moyen auquel on doive avoir recours, et des tentatives faites dans une autre direction ne m'ont paru amener autre chose qu'une perte de temps qui pourrait parfois être funeste. »

Que pouvait donc demander de plus M. Abeille ? S'il eût publié son mémoire, j'aurais peut-être trouvé en celui-ci les éléments d'une citation, sinon plus favorable, du moins plus vaste. Mais ce mémoire n'a jamais vu le jour. Permettez ici que je vous exprime sur ce point

91

tout mon étonnement. Comment! un mémoire d'une aussi haute valeur que celle qui lui est accordée par son auteur; mémoire qui, d'après lui, contient tout ce qui a été dit et fait sur la question de l'électricité appliquée aux accidents chloroformiques, depuis l'instant où il a été lu à l'Académie des sciences jusqu'aujourd'hui, un tel mémoire est encore à l'état de manuscrit, et n'a pas reçu encore les honneurs de la publication! A la vérité, M. Abeille accuse MM. les académiciens d'avoir laissé ce mémoire « sommeiller paisiblement dans les cartons de l'Académie des sciences. » Mais aujourd'hui que je commets à son égard un déni de justice, M. Abeille secoue la poussière qui le recouvre et en fait tirer une copie exacte. J'avoue que quand j'ai entendu parler de ce paisible sommeil dans les cartons de l'Académie, je fus pris de stupéfaction. Et pouvait-il en être autrement?

Le 26 septembre 1853 (*Comptes rendus de l'Académie des sciences*), M. Abeille demande et obtient l'autorisation de reprendre un mémoire qu'il avait précédemment présenté et sur lequel il n'avait pas été fait de rapport. Ce mémoire est relatif à l'emploi de l'électricité pour combattre les accidents produits par l'inhalation du chloroforme. »

Le 17 octobre 1853 (*Comptes rendus de l'Académie des sciences*), « M. le ministre de l'instruction publique transmet une lettre par laquelle M. Abeille le prie de mettre l'Académie en mesure de se prononcer sur l'efficacité de l'excitation électrique pour combattre les accidents dus au chloroforme et de constater ses titres à la priorité d'invention de ce moyen, dont il avait fait l'objet d'une communication en octobre 1851. »

« M. Abeille avait déjà adressé directement à l'Académie une réclamation de priorité (séance du 5 septembre 1853) a l'occasion d'une lettre de M. Jobert (de Lamballe) sur la même question, et depuis, le 26 septembre, *il a demandé l'autorisation de reprendre son mémoire.* »

Ces faits seront portés à la connaissance de M. le ministre.

Lequel donc croire, ou de M. Abeille ou du bulletin académique?

M. Abeille se plaint non-seulement de ce que je l'ai trop peu cité, mais encore de ce que je l'ai placé au quatrième rang quand il méritait le premier. La raison en est que je m'étais surtout proposé de mettre en relief et dans l'ordre de leur importance les travaux qui avaient le plus contribué à la propagation de l'emploi de l'électricité dans le traitement des accidents dus au chloroforme.

Si j'avais eu égard à l'ordre chronologique, j'eusse certainement touché la question de priorité, mais je dois le dire, M. Abeille n'aurait pas eu le premier rang qu'il réclame avec tant d'instance. Prenez, en effet, les bulletins de l'Académie des sciences (année 1851, p. 689), vous y lirez ceci: « M. Abeille prie l'Académie de vouloir bien suspendre son jugement sur la question de priorité agitée entre lui et M. Wartemann, relativement à l'emploi de l'électricité pour combattre les accidents dus à l'inhalation trop prolongée du chloroforme et de l'éther. M. Abeille annonce avoir, en 1849, adressé, sous pli cacheté, à l'Académie de médecine une note sur cette question. Il a demandé l'ouverture de ce paquet et espère très-prochainement être à même de fournir à l'Académie des sciences un document authentique fixant l'époque à laquelle il a songé pour la première fois de faire usage en pareil cas de l'électricité. » Or j'ai en vain cherché, lors de la rédaction de mon rapport, quand ce pli cacheté avait été ouvert, pour savoir ce qu'il renfermait, mes recherches ont été vaines ! A-t-il sommeillé, lui aussi, dans les cartons de l'Académie de médecine ? En tous cas, tant que M. Abeille n'aura pas indiqué le recueil où se trouve le contenu de cette pièce précieuse, la priorité reviendra à M. Wattmann. Et celui-ci la doit indubitablement à la réclamation de M. Abeille.

Maintenant, les travaux de M. Abeille sont-ils supérieurs aux travaux de Jobert, de Robert, de la Société médicale des hôpitaux, et méritent-ils le premier rang dans l'ordre d'importance ?

Pour cela, il faudrait savoir ce que contient le mémoire de M. Abeille : des expériences et des faits cliniques, répète sans cesse l'auteur. Mais alors, comment apprécier ces expériences et ces faits d'après la simple conclusion d'un mémoire qui n'a pas vu le jour ? Dans quelles conditions expérimentales se trouvaient les animaux auxquels on avait donné le chloroforme ? Comment celui-ci était-il administré ? Les animaux étaient-ils seulement endormis ou plongés dans un état de mort apparente ? Dans ce dernier cas, s'agissait-il d'asphyxie, de syncope ? Comment les aiguilles étaient-elles disposées pour recevoir le courant électrique ? De quel appareil d'induction s'est servi M. Abeille ? Quelle était l'intensité des courants ? etc. De tout cela, nous ne connaissons absolument rien.

Quant aux faits cliniques, j'avais, il est vrai, trouvé une notion dans un travail de M. Abeille (*Gazette des hôpitaux*, n° 154, année 1853) ; cette notion est la suivante : « Quant à notre propre observation, où l'électro-puncture a donné un si beau et si plein succès, M. Robert ne l'a pas trouvée concluante, et voici pourquoi : parce que, chez notre malade, la respiration persistait, quoique stertoreuse, râlante, et que le cœur battait encore, quoique le pouls fût très-faible, fuyant. » J'avoue que, ni moi non plus, je n'avais pas trouvé cette observation suffisamment probante, car il est bien évident qu'un sujet placé dans de telles conditions serait revenu à la vie par les moyens ordinaires, sans le secours de l'électricité. Aujourd'hui, plus que jamais, je me félicite de ne point avoir mis en avant les faits cliniques de l'auteur, car je m'aperçois que M. Abeille ne se rappelle même plus s'ils sont au nombre de deux ou d'un seul. Dans *le Courrier médical*, le mémoire de 1851 est basé sur des expériences et *une* observation clinique où l'électricité a ramené à la vie un malade en état de mort apparente par suite du chloroforme. Dans la lettre qui vous est adressée, le mémoire est basé sur deux observations et sur des expériences sur les animaux.

Vous comprendrez donc, qu'en face de ce vague qui me paraissait planer sur la valeur du mémoire de M. Abeille, vague, dû au silence des rapporteurs de l'Académie des sciences, dû à l'abstention de toute publication par M. Abeille sur les détails expérimentaux contenus dans son mémoire de 1851, dû aussi au silence de Jobert qui publiant un travail trois ans après le travail de M. Abeille, ne parlait nullement de ce dernier, vous comprendrez, dis-je, que me proposant *de rendre justice à qui de droit*, je dois être entraîné à placer les conclusions de M. Abeille après l'indication des travaux appartenant à des savants qui n'ont point hésité à soumettre leurs recherches au jugement du monde scientifique, et leur ont donné une publicité en rapport avec leur importance.

M. Abeille va publier son mémoire. J'applaudis le premier à sa détermination, et j'espère qu'il établira ses droits à la priorité sur une base suffisamment solide pour qu'elle ne soit plus contestée. Mais quelle que soit l'importance des faits que ce mémoire recele, il n'en demeurera pas moins certain pour moi que celui-ci n'a pas eu, pour les recherches postérieures à 1851, une aussi grande importance que celle qu'il lui accorde. Du reste, M. Abeille le reconnaît lui-même dans un passage de sa lettre, par cela seul qu'il excuse MM. Legros et Onimus de n'avoir point connu ses travaux. Je n'ai pas obtenu, il est vrai, la même indulgence, moi qui les connaissais si bien et en avais parlé.

Il me reste à me disculper d'un dernier reproche d'injustice qui m'est adressé par M. Abeille. M. Liégeois, dit-il dans sa lettre, qui a lu tout ce qui a trait à cette grande question, n'ignore pas non plus qu'en 1853, au moment où avait lieu la discussion de la Société de chirurgie, je prenais date dans la *Gazette des hôpitaux*, nᵗ 119, pour de nouvelles données basées sur de nouvelles expériences en écrivant: « De nouvelles expériences me mettent à même de prouver que l'électricité constitue une ressource tout aussi puissante dans la mort apparente par syncope, par asphyxie, par suite de la sidération de la foudre, et qu'elle est appelée définitivement à juger dans les cas de décès si la mort est réelle. » Dans la lettre adressée au rédacteur du *Courrier médical*, on trouve aussi la citation précédente, après quoi M. Abeille s'exprime ainsi: « On voit, par ces faibles détails, si j'avais embrassé la question dans son ensemble ou non, et ce que les nouvelles expériences de MM. Liégeois, Legros et Onimus viennent infirmer ou confirmer des conclusions de tous mes travaux sur cet important sujet. Je tiens à la disposition de tous ceux qui voudront juger les travaux que j'ai publiés sur la matière. Et maintenant, comme on fait facilement table rase des travaux des devanciers, et pour ne pas me laisser dépouiller de mon vivant, je défie qu'on puisse découvrir quelque part des expériences et des observations antérieures aux miennes. » Si je me suis abstenu de citer M. Abeille quand, dans mon rapport, je me suis occupé de la question de l'asphyxie, et de la syncope non chloroformiques, c'est qu'encore ici les preuves authentiques, c'est-à-dire les expériences, sont demeurées secrètes. Et si j'avais eu l'intention de faire l'historique complet de cette question, M. Abeille n'aurait certainement pas eu encore ici le premier rang. Un savant, quoiqu'il soit, auteur ou rapporteur d'une commission est, que M. Abeille le sache bien, toujours excusable s'il laisse échapper dans ses travaux quelques documents qui touchent à la partie bibliographique de son sujet, quand toutefois il a recueilli au moins les plus importants. L'immensité des matériaux qui aujourd'hui sont entassés dans nos bibliothèques est telle, qu'il ne me serait jamais venu à l'idée qu'un savant fût assez hardi pour défier qu'on lui fournisse les preuves qu'avant lui, sur une question qui n'est pas absolument nouvelle, personne n'y a mis encore la main. Vous allez voir ce que vaut un défi de ce genre. Que M. Abeille apprenne qu'il trouvera des expériences et des observations antérieures aux siennes dans l'ouvrage de Jean Aldini (*Essai historique et expérimental sur le galvanisme, avec une série d'expériences faites en présence des commissaires de l'Institut national de France, et en divers amphithéâtres anatomiques de Londres,* an 12, MDCCCIV. Paris, imp. Fournier fils). Pour ce qui concerne l'asphyxie, M. Abeille trouvera, page 116, un chapitre intitulé: Application du galvanisme aux noyés et aux différentes espèces d'asphyxies. J'extrais de ce chapitre les lignes suivantes: « J'ai fait tenir sous l'eau des chiens, des chats et d'autres animaux de cette espèce jusqu'à extinction apparente de la respiration et de tout mouvement musculaire. Après les avoir tirés de l'eau et galvanisés sur-le-champ de la manière que j'ai indiquée plus haut, j'ai souvent eu la satisfaction de les rappeler à la vie. Je n'ai même jamais manqué de réussir que dans les cas où, par une submersion trop prolongée, l'animal avait entièrement cessé de vivre. Mais quels moyens humains ont alors plus d'efficacité que le galvanisme ?

« J'ai varié cette expérience en essayant sur des animaux que j'avais fait asphyxier de toutes sortes de manières et par différents moyens, et j'ai obtenu de pareils résultats. »

Plus loin, Aldini propose un appareil électrique commode, avec lequel on pourra donner aux asphyxiés et aux noyés les plus prompts secours. Page 141, l'auteur propose le galvanisme pour les pendus.

Pour ce qui concerne les applications de l'électricité à la syncope et à la constatation de la mort réelle, M. Abeille trouvera entre autres les phrases suivantes: « Je regarde toujours avec horreur et indignation l'empressement avec lequel on proscrit de la société l'homme qui paraît avoir rendu son dernier soupir, en le dérobant ainsi aux précautions que de sages lois, comme celles d'Athènes et de Rome, avaient prescrites pour empêcher le cas d'un enterrement homicide.

« Il serait à désirer que l'on établît, par autorité publique, dans toutes les nations, des personnes éclairées et capables de faire les épreuves nécessaires pour constater si la mort est réelle ou non.

Leur surveillance, leur conseil, leur main bienfaisante seront utilisés dans ces cas. Cet établissement d'inspecteurs et de juges de la mort a lieu en Angleterre, à Genève et dans d'autres pays.

« Que l'on ne s'en laisse pas imposer par l'apparence trompeuse d'une mort réelle : il faut employer tous les secours de l'art avec confiance. Combien de fois n'a-t-on pas vu de malheureux tomber en léthargie, auxquels l'administration de certains secours a été de la plus grande efficacité ! Les extrémités étaient immobiles, le visage pâle, le corps froid ; la poitrine ne s'élevait plus, la respiration était totalement suspendue ; une glace approchée de leur bouche ne se ternissait plus ; tout enfin annonçait que les forces vitales étaient anéanties ; et cependant, malgré les apparences de la mort, on est encore parvenu à les rappeler à la vie. Parmi tous les moyens dont on fera usage dans ce cas, on ne doit pas oublier le galvanisme...

« Je suis loin de penser, avec M. Grève et d'autres physiciens, que le galvanisme soit assez puissant pour suffire tout seul à faire distinguer une mort apparente d'une mort réelle. Je remarquerai, etc... »

« Personne n'ignore que la preuve la plus sûre, la plus infaillible, que nous puissions avoir pour reconnaître qu'un homme n'est plus vivant, c'est la putréfaction. Je pense néanmoins que les contractions qu'on peut exciter par le galvanisme pourront aider beaucoup l'examen nécessaire pour distinguer la mort réelle de la mort apparente. »

« Les moyens dont on se sert pour constater les cas d'une mort équivoque ne peuvent jamais être trop nombreux, et l'agent galvanique doit certainement tenir une place éminente entre eux. Son action pourra ramener la respiration et la circulation presque éteintes, et ranimer, pour ainsi dire, le feu vital. »

« Ces diverses considérations m'engagent à inviter tous les hommes sensibles à ne pas permettre que dans des cas douteux de léthargie ou d'asphyxie, on enlève le corps dont on croit avoir reçu le dernier soupir, avant qu'on ait fait les examens convenables. Les sentiments d'humanité qui nous font verser des larmes sur la mort de nos semblables, doivent nous commander puissamment de tenter plutôt l'influence galvanique pour leur être utiles. Tout effort à cet égard aura toujours un but louable : nous aurons toujours à nous féliciter de nos peines, si nous parvenons quelquefois à faire échapper quelques victimes déplorables, qu'un usage barbare précipite encore vivantes dans le séjour des morts. »

Assurément, quand M. Abeille aura lu les citations précédentes, il renoncera à tout droit de priorité sur l'emploi de l'électricité dans les cas de mort apparente, de syncope et d'asphyxie, et demeurera bien convaincu qu'il n'est pas le premier qui ait proposé l'électricité comme moyen de juger définitivement, dans les cas de décès, si la mort est réelle. A la vérité, je ne sache pas que personne ait proposé l'électricité pour les sujets sidérés par la foudre. Espérons que M. Abeille publiera les expériences qu'il a faites à cet égard. Il sera curieux de

voir l'électricité ramener à la vie les sujets qu'elle a mis en immi-
nence de mort.

Je rappellerai encore à M. Abeille certains travaux de Leroy
d'Étioles : Expériences sur l'asphyxie, consignées dans deux mémoires, lus à l'Académie des sciences en 1826 et 1829, sur lesquels
un rapport a été fait en 1829, par MM. Duméril et Magendie. Ces
expériences ont été faites devant la commission. Elles démontrent
l'heureuse influence des courants électriques (continus), combinés
aux pressions alternatives de la poitrine, chez les animaux asphyxiés.
(Voir aussi *Journal de physiologie*, t. VII et IX, et *Journal de la Société
générale des naufragés dans l'intérêt de toutes les nations.*)

Avant de terminer, je ne puis passer sous silence deux erreurs
commises par M. Abeille à l'égard de Jobert, dont il connaît cependant si bien le mémoire. Jobert n'a nullement entrepris les expériences qui font la base de son travail, avec M. Duchenne (de Boulo-
gne), comme il est dit dans la lettre adressée au rédacteur du Courrier
médical ; Jobert ne s'est point non plus servi de courants continus,
contrairement à ce que rapporte M. Abeille, mais bien de courants
d'induction. La cause de ces deux erreurs tient sans doute à ce que
l'instrument employé par Jobert était un appareil de M. Duchenne.
M. Abeille n'ignore certainement pas que cet appareil est un appareil
d'induction.

Il me reste encore, mon cher confrère, à m'excuser d'une si longue
lettre. Mais j'ai cru devoir, pour la défense de ma cause, citer textuellement les éléments bibliographiques qui l'appuient. De cette
sorte, on évite toute ambiguïté.

Agréez, etc.

LIÉGEOIS.

24 mai 1869.

*Note du rédacteur de la* Gazette des Hôpitaux.

Nous avons depuis plusieurs jours entre les mains une réponse de
M. Liégeois à MM. Onimus et Legros, et une réponse de M. Abeille à
M. Liégeois.

Dans une lettre déjà publiée, M. le docteur Abeille avait voulu
prouver que la part de mérite ne lui aurait point été faite assez grande
par M. Liégeois, dans son rapport sur les expériences de MM. Legros
et Onimus, et il a rappelé ses travaux antérieurs.

Aujourd'hui, il veut établir que M. Liégeois, après avoir eu le tort
de ne les point citer avec les éloges qu'ils méritent, n'estime point
encore assez ces travaux maintenant connus.

Quand des réponses sont devenues aussi complétement personnelles, quand on ne peut plus y chercher la discussion d'un point de
science sur lequel les deux adversaires étaient d'accord, c'est avec
regret que nous les plaçons sous les yeux de nos abonnés.

Nous comprenons, pour notre part, autrement l'esprit scientifique. Il nous semble qu'on devrait mettre une certaine pudeur à parler de soi quand on se trouve seul en cause. Dans un journal de médecine, les lecteurs aiment les questions d'un intérêt plus général.

Voici les lettres en question :

*Réplique de M. Abeille à M. Liégeois, rapporteur à la Société de chirurgie dans la question de « l'Électricité appliquée aux accidents produits par le chloroforme. »*

Monsieur et honorable confrère,

A ma lettre du 20 mai dernier, qui ne contenait qu'une colonne de la GAZETTE DES HOPITAUX, journal accrédité de la Société de chirurgie, vous avez répondu le 27, par une lettre de quatre colonnes dans le même journal.

A ma réclamation, que vous aviez, en qualité de rapporteur dans la question de l'électricité appliquée aux accidents produits par le chloroforme, à propos d'un mémoire de MM. Legros et Onimus, commis un déni de justice à mon égard en me réservant la quatrième place, c'est-à-dire en me plaçant après : 1° Jobert (de Lamballe); 2° Alph. Robert; 3° la Société médicale d'émulation, vous avez fait en tous points une réponse évasive, émaillée de beaucoup d'ironie et quelque peu assaisonnée de sarcasme. Je ne m'effraye pas pour si peu. Je vais serrer la logique, prendre vos arguments un à un et faire jaillir pour tous, je l'espère, cette lumière facile à faire.

Après avoir parlé des expériences de MM. Legros et Onimus dans votre rapport intitulé : *De l'emploi des courants électriques continus dans la syncope et les accidents causés par le chloroforme*, vous dites : Ajoutons maintenant, pour rendre justice à qui de droit, que nous ne sommes pas les premiers qui aient (*sic*) constaté l'efficacité des courants d'induction appliqués sur les centres nerveux; ainsi Jobert, dans un mémoire intitulé : *De l'influence de l'électricité dans les accidents chloroformiques*, s'exprime ainsi : « De mes expériences, il ressort clairement que, lorsque le cœur a cessé de fonctionner pendant quelques instants, il est inutile de chercher à le rappeler à la vie qui n'est plus; mais tant qu'on n'est pas arrivé là, on doit conserver l'espoir de ranimer l'existence prête à s'éteindre; il n'y a pas de moyens plus énergiques que l'emploi de l'électricité; c'est ce que reconnaîtront, je l'espère, tous ceux qui prendront connaissance de mon mémoire; » et Jobert propose, au lieu d'appliquer l'électricité à l'aide d'éponges placées sur diverses parties du corps, comme quelques-uns l'ont fait, de faire traverser par deux courants le corps de l'animal, de la bouche à l'anus, et dans les cas extrêmes de recourir à l'électro-puncture.

Puis vous ajoutez : Dans son remarquable rapport en 1853, à la Société de chirurgie, Robert s'exprime ainsi :

« J'ai constamment observé, etc., etc. »

Enfin vous dites plus bas : Une commission nommée par la Société médicale d'émulation, dans le but d'étudier la question du chloroforme, s'est assurée également que l'excitation générale, produite au moyen d'un courant d'induction dirigé de la bouche à l'anus, ne ranimait pas les animaux chez lesquels les battements du cœur avaient disparu, tandis que quand ceux-ci persistaient, la vie pouvait être facilement rappelée.

« Toutes ces observations démontrent donc, dites-vous, pour terminer ces citations, de la façon la plus péremptoire, etc., etc. » Il reste bien démontré que votre justice est rendue suivant vous.

Puis parlant du sommeil anesthésique du lapin, vous dites que si on excite celui-ci, il fait un bond, etc. » Si le sommeil anesthésique dure depuis un certain temps, le réveil est moins rapide, mais il se fait néanmoins avec une assez grande promptitude, renouvelant et répétant un certain nombre de fois l'application des courants ; cette expérience que j'ai répétée trois fois, ajoutez-vous, n'est qu'une confirmation des résultats obtenus par M. Abeille, qui avait vu que l'électricité mise en jeu au moyen d'aiguilles implantées sur plusieurs points du corps, et surtout dans la direction de l'axe cérébro-spinal, réveille la sensibilité, et fait disparaître immédiatement le relâchement des muscles ; et M. Abeille ajoute : Elle constitue, d'après mes expériences, le moyen le plus prompt, le plus efficace, je dirai presque le seul efficace de ramener à la vie des malades chez qui les inhalations chloroformiques ont été prolongées au delà du temps prescrit par la prudence. » Non-seulement vous citez mal, mais vous tronquez cet extrait de mon mémoire, inséré dans le COMPTE RENDU DE L'ACADÉMIE DES SCIENCES (20 octobre 1831) ; votre intention de rapporteur, d'énoncer une confirmation d'une de mes expériences, par quelques-unes des vôtres, est claire ; mais cela n'entre pas en ligne de compte avec la justice qu'il vous a plu de rendre aux autres.

Il importe que nous mettions en regard de toutes ces citations le résumé de mon mémoire donné par l'Académie des sciences avant que Jobert eut publié le sien. Titre : *Effets de l'électricité comme moyen thérapeutique pour combattre les accidents produits par les inhalations d'éther et de chloroforme*. Il y est dit :

« L'auteur ayant eu l'occasion de remarquer dans le cours de sa pratique chirurgicale que les malades sur lesquels on pratique l'électro-puncture ne profitent pas des bienfaits de l'anesthésie chloroformique pour les soustraire aux douleurs de l'opération, tant l'électricité dissipe vite le sommeil et fait disparaître l'insensibilité dans esquels ils ont été plongés, a entrepris des expériences sur les animaux, et de ces expériences il est arrivé à résumer ces conclusions :

« 1° Les accidents qui résultent parfois des inhalations de l'éther et du chloroforme dépendent de troubles imprimés aux systèmes nerveux et consécutivement aux fonctions qu'ils régissent, comme le sommeil, l'insensibilité et le relâchement musculaire, obtenus au point désiré pour soustraire les malades aux douleurs des opérations n'arrivent que par un trouble momentané du système cérébro-rachidien.

« 2° L'électricité mise en jeu au moyen d'aiguilles implatées sur divers points du corps, et notamment sur l'axe cérébro-spinal, réveille promptement le malade, dissipe l'insensibilité et met immédiatement en jeu les muscles en état de relâchement.

« 3° Elle constitue, d'après nos expériences, le moyen le plus prompt, le plus sûr, le seul sur lequel on puisse compter pour rappeler à la vie les malades chez qui les inhalations chloroformiques auraient dépassé les limites prévues par le chirurgien; c'est, à notre sens, le moyen thérapeutique auquel on doit s'adresser immédiatement et sans perdre de temps dans ces circonstances déplorables, et pour compléter notre pensée, nous disons que c'est un véritable remède spécifique. »

Vous voyez, monsieur, que vous avez un peu tronqué ce résumé par vos citations; vous voyez, par ce seul extrait, que la question de l'électricité opposée aux accidents par le chloroforme était très-nettement posée et résolue; par conséquent, qu'il n'y avait pas à balancer entre ceux qui m'ont suivi dans cette voie et moi; votre justice est en défaut.

Il est vrai que vous ripostez que vous n'avez pas entendu parler de priorité, mais seulement classer les travaux d'après leur importance. Je ne veux point vous laisser ce refuge. D'abord, vous avez été avant la rédaction de votre rapport, c'est vous qui le dites dans votre lettre, chercher à l'Académie de médecine ce pli que j'avais annoncé en 1851 à l'Académie des sciences, en la priant de suspendre son jugement sur les titres à la priorité entre M. Wartemann, qui l'avait réclamée, et moi. Or ce pli, vous ne l'avez pas trouvé. En rapporteur consciencieux, il vous revenait de droit de citer M. Wartemann en première ligne, puisque vous ne trouviez pas ce pli décisif, — et vous avez complétement oublié M. Wartermann. Premier point divulgué : votre intention est ici bien évidente.

Sous le rapport de l'importance des travaux, la priorité appartient incontestablement à celui qui démontre : 1° la conception de l'idée; 2° l'application de cette idée à la clinique; 3° la confirmation de cette idée par l'expérimentation physiologique sur les animaux. Si brève et concise que soit l'analyse de mon mémoire, reproduite dans le Compte rendu de l'Académie dés sciences du 20 octobre 1851, elle est plus que suffisante pour établir sans conteste mes droits à la priorité, autant sous le rapport de l'importance que sous celui des dates.

Mais il y a mieux encore. Vous qui assistiez aux expériences de Jobert (de Lamballe), à celles de Alph. Robert à Beaujon, faites en ma présence, en contrôle des miennes et avec un appareil à moi appartenant, puisque Legendre me l'avait vendu, et que je le prêtais en attendant qu'un semblable fût livré à Robert; vous qui avez lu le rapport de Robert, rapporteur dans la même question, à la même Société de chirurgie, vous ne pouviez absolument ignorer ni l'importance de mes expériences ni la priorité que Robert m'avait octroyée dans son rapport. Robert dit en effet :

« Il me reste à étudier l'agent qui stimule les systèmes nerveux et musculaire : je veux parler de l'électricité. M. le docteur Abeille paraît être le premier qui ait eu la pensée de l'opposer aux accidents produits par le chloroforme. En 1848, il pratiquait l'électro-puncture, etc., etc., « puis il dit : « M. Abeille conclut, etc., etc. »

Enfin, précisant toujours de plus en plus, Alph. Robert arrive à dire : « Dans ces derniers temps, M. Jobert a aussi expérimenté la valeur de l'électricité et les résultats qu'il a obtenus sont à peu près les mêmes que ceux dont nous venons de parler » (de M. Abeille).

N'oubliez pas, monsieur, que vous êtes comme Robert, rapporteur dans la même Société, et non à l'Académie des sciences. En cette qualité vous aviez tous les éléments de justice à rendre : ou il fallait avoir du nouveau à produire, édifié que vous étiez par vos devanciers, pour me dépouiller ainsi devant la Société de chirurgie, dans une question qui, peut-être mal appréciée au début, prend maintenant une si grande proportion, ou il fallait rester dans les termes d'une appréciation portée avant vous et par un homme compétent; Robert, en effet, avait scruté partout avec moi et savait à quoi s'en tenir.

Mais vous aviez encore, pour vous édifier, le livre de M. Perrin, votre collègue, livre que vous connaissez et que vous appréciez fort et à juste titre. — Voici ce que dit M. Perrin dans son livre, page 496 : » On a eu recours aussi, dans le but de provoquer une stimulation générale, à l'électrisation des téguments, des muscles et même de la moelle épinière. — La proposition en fut d'abord faite par M. Abeille dans les circonstances suivantes : Ce médecin, appliquant l'électro-puncture au traitement des adénites cervicales chroniques, avait remarqué que l'action du galvanisme réveillait instantanément la sensibilité des malades auxquels il avait administré du chloroforme pour leur épargner la douleur de la faridisation. Il fit, sur diverses classes d'animaux des expériences qui lui parurent assez significatives pour établir que l'électricité, mise en jeu au moyen d'aiguilles implantées sur divers points du corps et surtout dans la direction de l'axe cérébro-spinal, réveille la sensibilité et met immédiatement en jeu les muscles en état de relâchement. » Et plus bas : « Quelques années plus tard, M. Jobert appela de nouveau l'attention sur ce sujet. Après avoir essayé l'électricité, etc., etc. »

M. Perrin n'était pourtant pas un rapporteur.

Vous vous êtes rejeté ensuite, pour vous donner des apparences de raison, sur la non-publication de mon mémoire, qui aurait sommeillé pendant dix-huit ans dans les cartons de l'Institut, bien qu'à deux reprises l'Académie des sciences eût déclaré, en 1853, que la reprise de ce mémoire avait été accordée. — Ce mémoire, vous avez voulu en faire un mythe aux yeux du lecteur quand vous vous écriez, après les citations, la plupart exactes, des COMPTE RENDUS DE L'ACA-DÉMIE : « Lequel des deux croire, de l'Académie ou de M. Abeille? »

Eh bien! celui qu'il faut croire, monsieur, c'est moi. Cette ré-ponse est superbe, autant que votre exclamation, mais avec cette différence que je le prouve d'une manière absolue, au lieu que vous, vous êtes resté en chemin.

Entre l'illustre Académie, que je n'accuse pas puisque je ne fais que constater, et moi, simple mortel que vous mettez si ironique-ment sur la sellette, il y a un juge souverain, muet, mais inexo-rable, devant lequel l'Académie tout la première s'incline, et nous ensuite.

Ce juge est le registre matricule d'inscription des archives. Sur ce registre sont inscrits tous les mémoires, grands ou petits, adressés à l'Académie avec dates précises de réception, de sortie, de réinté-gration et pour quelque cause que ce soit.

Or, voici ce qu'on lit sur ce registre : « Mémoire de M. Abeille sur les effets thérapeutiques de l'électricité appliquée au traitement des accidents produits par l'éther et le chloroforme, décacheté le 20 oc-tobre 1851, remis à M. Flourens le 30 courant, rapporté par M. Flou-rens le 1er novembre 1851, remis à M. Pouillet le 5 novembre 1851, réintégré dans les archives par M. Pouillet le 7 novembre 1859, où il existe encore, portant sur chaque page le cachet de l'Académie. » Si ce mémoire a été pendant huit ans entre les mains de M. Pouillet, il ne m'avait donc pas été remis, bien que deux bulletins académi-ques constatent que la reprise par moi à été autorisée. C'est que l'Académie comptait sans le détenteur de mon mémoire en 1853, alors que sa publication aurait eu tant d'actualité durant la discussion pendante devant la Société de chirurgie, dont Robert était rappor-teur. Je me présentai deux fois chez M. Pouillet pour le réclamer et, ces deux fois, cet ancien illustre me répondit qu'il ne savait où il était passé, qu'il l'avait égaré; bref, je ne pus le ravoir, et cepen-dant M. Pouillet le réintégrait dans les archives le 7 novembre 1859. Qu'était devenu mon mémoire pendant ces huit années? Mystère! Ce mémoire, au sujet duquel vous aviez glissé des insinuations que chacun a parfaitement comprises, vous le connaissez à fond main-tenant que j'ai eu la courtoisie de vous remettre un exemplaire du 29 mai dernier de la GAZETTE MÉDICALE DE PARIS, où il a été imprimé sur copie textuelle faite par le secrétariat des archives de l'Acadé-mie des sciences sur l'original, qui restera toujours dans ces ar-chives. Vous trouverez dans ce mémoire : 1° les deux faits clini-ques pour lesquels vous me plaisantiez si agréablement en disant : « M. Abeille parle tantôt d'un fait clinique, tantôt de deux ; 2° des considérations physiologiques sur l'action du chloroforme sur le système nerveux et la manière dont l'électricité dissipe les accidents produits par celui-ci, en réveillant les fonctions par ordre inverse à

leur extinction ; 3° les expériences sur les animaux qui démontrent
que Jobert avait lu ce mémoire, puisqu'il avait procédé absolument
comme moi, commençant par sidérer les animaux, administrant ensuite le chloroforme en laissant respirer de l'air atmosphérique pour
atteindre les mêmes résultats que quand on chloroformise les malades, etc., etc., se servant, comme moi, de la vessie de bœuf comme
récipient; se servant de l'électro-puncture, comme moi; enfin agissant, comme moi, sur l'axe cérébro-spinal, et n'arrivant que successivement à quelques variantes, pour la forme et non pour le fond.
C'est absolument aussi ce que fit Robert, après lui, à Beaujon, quand
il expérimentait, d'après mes indications et en ma présence, avec
l'instrument de Legendre (1).

« Si j'avais eu égard à l'ordre chronologique, dites-vous, j'eusse certainement touché à la question de priorité ; mais je dois l e dire,
M. Abeille n'aurait pas eu le premier rang qu'il réclame, avec tant
d'insistance. Prenez, en effet, les COMPTE RENDUS DE L'ACADÉMIE DES
SCIENCES (année 1851, p. 639), vous y lirez ceci : M. Abeille prie l'A-
cadémie de bien vouloir suspendre son jugement sur la question de
priorité entre lui et M. Wartemann, relativement à l'emploi de l'électricité pour, combattre les accidents par le chloroforme. M. Abeille
annonce avoir, en 1849, adressé un pli à l'Académie de médecine,
où se trouve une note sur cette question ; il a demandé l'ouverture
du pli et espère très-prochainement être à même de fournir à l'Académie des sciences un document authentique, fixant l'époque à laquelle il a songé pour la première fois à faire usage en pareil cas de
l'électricité. Or, ajoutez-vous, j'ai en vain cherché, lors de la rédaction de mon rapport, quand ce pli avait été ouvert, pour savoir ce
qu'il renfermait, mes recherches ont été vaines : a-t-il sommeillé, lui
aussi, dans les cartons de l'Académie de médecine? »

Ici, monsieur, vous venez de vous dévoiler avec toute votre intention, et croyant avoir saisi le joint, vous oubliez qu'avant tout, vous
êtes un rapporteur, c'est-à-dire tenu de faire de la science sérieuse
avec documents en main au lieu d'être un dénigrateur. Or, voici le
double dilemme que je braque devant vous, et dont il vous faut sortir :
puisque, avant la rédaction de votre rapport vous avez fait les recherches en question et qu'il vous restait la conviction que la priorité
appartenait à M. Wartemann, pourquoi n'avez-vous pas mentionné
même au 36° rang, cet auteur que vous êtes heureux de pouvoir évo-
quer aujourd'hui pour chercher à vous tirer d'affaire? Ceci constitue une nouvelle injustice que vous auriez commise, c'est grave.
Mais si, comme je l'ai dit, vous aviez fait des recherches lors de la
rédaction de votre rapport, il est bien évident pour les gens qui voient
un peu clair, que vous aviez voulu trancher la question de priorité,
car qu'auriez vous pu apprendre dans une note sur l'importance des

---

(1) C'est le mémoire compris dans les pages 12 à 24.

103

travaux, et qui pût ajouter au résumé de mon mémoire donné par l'Académie des sciences ?

Vous êtes donc convaincu, monsieur, d'avoir sciemment cherché à m'enlever une priorité que rien, mais rien, tant sous le rapport de l'importance des travaux que sous celui de l'initiative, ne peut faire déchoir. De plus, vous êtes convaincu d'avoir complétement oublié, dans le même rapport, de citer M. Wartemann, à qui, dites-vous, revient la priorité. Mais sachez-le bien, monsieur, je ne veux vous laisser aucun refuge possible et dévoiler toute votre tactique, dont l'habileté n'échappera à personne.

Je vide donc ce dernier incident à fond. Et qui vous a dit, par hasard, monsieur, que si vous n'avez pas trouvé de pli inscrit sur les livres de l'Académie de médecine en 1849, il n'existait rien de ce que j'avais annoncé?

Présomption folle et mesquine de votre part!

Il existe à l'Académie de médecine quelque chose de bien autrement important qu'une note, un manuscrit, déposé lors d'une lecture que je fis, le 31 juillet 1849, devant cette société (1); ce manuscrit a trait à l'opération d'un anévrysme de la sous-clavière au moyen de l'électro-puncture, que je pratiquai à Givet, le 10 février 1847, en présence de sept médecins, avec le concours de mes jeunes confrères, MM. Rolle et Godfrin, avec une pile à auges de 20 couples de 10 centimètres de côté, que nous avions construite à nous trois et avec laquelle nous avions fait des expériences préalables sur divers animaux, pour nous assurer de la coagulabilité du sang artériel. Cette observation d'anévrysme est la première, ainsi que je l'indique dans mon mémoire, resté dix-neuf ans dans les archives de l'Institut, que vous connaissez maintenant, qui ait fait surgir en moi l'idée de la puissance de l'électricité contre le sommeil anesthésique (2).

Vous avez pu lire tous les détails d'une malade plongée dans l'insensibilité absolue, le relâchement musculaire au point de ne manifester aucun signe durant l'implantation de quatre grosses aiguilles à 1 pouce de profondeur, et qui se réveille dès que l'électricité fonctionne; qui se débat avec une violence telle, que quatre personnes ne peuvent la maintenir ; qui ne peut se rendormir et récupérer l'insensibilité, malgré les tentatives réitérées d'anesthésie, et a conscience, souvenir de toutes ses douleurs.

Voilà, monsieur, le point de départ bien et dûment constaté, je l'espère, pour la conception de l'idée!

Avec la même pile à auges, dont nous avions supprimé quatre couples, en février 1848 j'opérais avec les mêmes confrères, Rolle et Godfrin, le jeune Lefèvre de Mesnil Saint-Blaise qui, à la deuxième

---

(1) Abeille, *Anévrysme de la sous-clavière* (Bull. de l'Acad. de méd. 31 juillet 1849, t. XIV, p. 972).

(2) Mémoire compris dans les pages 1 à 10.

séance, nous présenta cet affreux ensemble d'accidents de mort imminente par le chloroforme. Ici se trouve l'application de la conception au premier cas clinique. Enfin, avec ces mêmes confrères et avec la même pile, quatre jours après, toujours à Givet, j'entreprenais sur les animaux les expériences que vous connaissez parfaitement aujourd'hui. Voilà le contrôle physiologique de l'idée conçue et de son application à la clinique. Est-ce clair et précis? Et puisque vous n'avez pas voulu ou pas pu exhumer les titres de M. Watermann, les voici, monsieur, d'après les indications dans sa lettre à l'Académie. Il est vrai que cet auteur a gardé le silence depuis, comme (Jobert de Lamballe) le garda toujours, après mes réclamations dans les journaux scientifiques et politiques :

« Emploi des courants induits pour rappeler la sensibilité; sujets d'expérimentation ;

« Un lapin de trois mois, une poule de neuf mois et des grenouilles des deux sexes. Ils sont tous fort sensibles aux secousses électriques; l'action de l'éther est aussi très-puissante sur eux, principalement les grenouilles, qu'on doit éviter de mouiller avec ce liquide. Le lapin et la poule paraissent avoir repris plus vite leur sensibilité, sous l'influence des secousses d'induction que par la simple exposition à l'air. Chez les grenouilles, on n'a remarqué aucune différence à cet égard ; l'éthérisation s'effectuait en plongeant l'animal au sein d'un vase cylindrique de verre, dans lequel on avait déposé des boîtes garnies d'éponges imbibées d'éther ; on les recouvrait avec un linge trempé dans l'eau ; on renouvelait de temps en temps l'atmosphère intérieure, en soulevant le voile. Sur une poule, à qui on a injecté de l'éther dans le rectum, l'anesthésie arrive, et on fit passer d'une aile à la jambe opposée deux ou trois secousses de l'appareil électro-électrique, mis en jeu par un couple de Groves. En continuant les décharges d'une manière très-intermittente, on vit l'animal se débattre, se mettre sur ses pattes, puis s'envoler à l'extrémité du laboratoire pour tomber peu après dans le sommeil insensible sous l'influence de la portion de l'éther injecté qui n'avait pas été évacuée.

« Le lapin et la poule ont été soumis à plusieurs expériences successives. Le premier, jeune et fort, a succombé six ou sept heures après la quatrième épreuve. La poule, au contraire, a survécu et a pondu un œuf. » (*Annales de chimie et de physique*, 3ᵉ série, t. XII, p. 1, janvier 1848.) Voilà les travaux de M. Wartemann, *et nunc judicate*.

Encore un mot, et j'ai fini. Vous avez voulu me rendre ridicule en me faisant dire qu'avant moi personne n'avait employé l'électricité dans l'asphyxie, la syncope autres que celles produites par le chloroforme, et pour constater la réalité de la mort; et là-dessus vous avez exhumé des citations du livre de Jean Aldini. Luxe d'érudition inutile, monsieur, et qui prouve que vous aviez du temps à perdre pour plaider une mauvaise cause; car ces faits étaient connus de tout le monde, même des gens étrangers à l'art, puisque ces mêmes faits ont été publiés dans les journaux politiques de 1854 ou 55, à propos des moyens à employer pour ne pas enterrer des personnes vivantes.

Vous n'avez pu me donner ces apparences qu'en tronquant encore ici mes phrases, je le prouve. Quel était le titre de votre rapport? Le voici : « De l'emploi des courants électriques continus contre la syncope et les accidents causés par le chloroforme. » Ce n'est qu'incidemment qu'il est un instant question de la syncope par perte de sang. Vous-même, monsieur, à l'occasion de l'asphyxie chloroformique, vous parlez de vos expériences sur d'autres genres d'asphyxie pour établir que celle produite par le chloroforme est plus rebelle à l'électricité.

Sur quoi a porté ma réclamation, que je poursuis avec tant d'insistance, dites-vous? Sur l'emploi de l'électricité contre les accidents produits par le chloroforme. Si j'ai cité un alinéa écrit en 1853, c'est que je voulais vous prouver que, bien avant vous, je m'étais occupé aussi de la syncope et de l'asphyxie autres que celles produites par le chloroforme. Voilà pourquoi je m'écriais : « 1853 est encore une date précise » : on voit que j'avais embrassé le sujet dans toute son étendue.

Si, au lieu de tronquer, et de ne citer que la phrase suivante, écrite dans le Courrier médical : « Et maintenant, comme on fait table rase des travaux de ses devanciers, je défie qu'on puisse découvrir quelque part des expériences et des observations antérieures aux miennes, » vous aviez ajouté celle-ci, qui vient à la suite : « Je défie même qu'on trouve un écrit antérieur aux miens où la question de l'électricité, appliquée à la mort apparente par le chloroforme, ait été traitée, » personne n'aurait pu prendre le change, et votre insinuation eût été mise à néant.

Mais les besoins de la cause! Mais encore, monsieur, quel serait le plus coupable, le cas échéant, d'un auteur infatué, je suppose, ou d'un rapporteur homme de droit, de justice obligée, qui a oublié de citer les expériences contenues dans le livre de J. Aldini : car vous n'en avez pas ouvert la bouche, ni devant la Société de chirurgie, ni dans votre rapport écrit, après avoir reproché publiquement à MM. Legros et Onimus de n'avoir pas été au courant de ce qu'avaient fait leurs devanciers? Je vous laisse faire la réponse.

Dans mes opérations et expériences, je me suis servi de l'électricité à courants continus. Avec Robert à Beaujon, et depuis, je me suis servi de l'appareil à induction de Legendre, en interrompant les courants.

Vous n'avez fait, vous personellement, que confirmer ce que j'avais nettement établi : *scripta manent*. Et maintenant, comme cette question prend les proportions d'un fait considérable, comme vous avez commis à mon égard un déni de justice, au sein de la Société de chirurgie, où je ne pouvais me défendre, et dans votre rapport inséré dans la Gazette des Hopitaux, où j'ai réclamé contre ce déni de justice; et qu'au lieu de me confondre par une citation, un fait précis,

vous avez, dans une longue lettre, lancé contre moi toutes sortes
d'insinuations malveillantes, au lieu d'apporter carrément un fait
probant, j'avais le droit de vous répondre dans ces limites, vous le
savez. De plus, la loi me donne celui de vous répondre toujours,
quand vous m'aurez attaqué sous quelque forme que ce soit, au lieu
d'apporter une preuve.

Agréez, monsieur et honorable confrère, l'expression de ma con-
sidération distinguée,

*Signé* ABEILLE.

*Réponse de M. Liégeois.*

Monsieur le rédacteur,

Je partage tellement votre avis sur les débats purement personnels
et non scientifiques, que je retire ma réponse adressée à MM. Legros et Onimus, et que je m'abstiendrai de toute discussion avec
M. Abeille.

Pour ce qui concerne MM. Legros et Onimus, je dois me borner à
constater que les parties de mon rapport sur lesquelles porte la critique de ces messieurs ne sont nullement relatives aux expériences
qui me sont personnelles, mais bien aux expériences contradictoires
de leurs idées, exécutées par eux-mêmes en présence des membres de
la commission qui ont signé le rapport.

Pour ce qui concerne M. Abeille, je me contenterai d'affirmer :
1° que je n'ai jamais vu ni connu personnellement M. Abeille ; 2° que
je n'ai jamais assisté, comme le dit M. Abeille, aux expériences ni de
Jobert ni de Robert, expériences qui auraient eu pour témoin M. Abeille;
3° que mon rapport devait porter sur les expériences de MM. Onimus
et Legros, et non sur celles de M. Abeille, ni sur les travaux relatifs
à *l'électricité appliquée aux accidents produits par le chloroforme.*

Si j'ai cité M. Abeille, c'était par pure courtoisie, je dois le dire,
et ma mission n'était pas moins remplie si je n'en eusse pas dit un
mot.

LIÉGEOIS.

*Au Rédacteur de la* GAZETTE DES HÔPITAUX.

Monsieur,

Dans le numéro du 22 juin de la GAZETTE DES HÔPITAUX, et avant
de donner, après vingt-cinq jours expirés, contraint que vous étiez,
ma réponse à M. Liégeois, vous vous êtes permis quatre réflexions à
mon sujet ; les voici :

« 1° Dans une lettre déjà publiée, M. le docteur Abeille avait voulu
prouver que la part de mérite ne lui avait point été faite assez grande

par M. Liégeois, dans son rapport sur les expériences de MM. Legros et Onimus, et il a rappelé ses travaux antérieurs.

« 2° Aujourd'hni il veut établir que M. Liégeois, après avoir eu le tort de ne les point citer avec les éloges qu'ils méritent, n'estime point encore assez ses travaux, maintenant connus.

« 3° Quand des réponses sont devenues aussi complétement personnelles, quand on ne peut plus y chercher la discussion d'un point de science, sur lequel les deux aversaires étaient d'accord, c'est avec regret que nous les plaçons sous les yeux de nos abonnés.

« 4° Nous comprenons, pour notre part, autrement l'esprit scientifique. Il nous semble qu'on devrait mettre une certaine pudeur à parler de soi, quand on se trouve seul en cause. Dans un journal de médecine, les lecteurs aiment les questions d'un intérêt plus général. »

Pour les trois premiers paragraphes, je vous les abandonne. J'aime à croire que les lecteurs de la GAZETTE qui ont lu, et que mon contradicteur, qui a écrit, sauront assez à quoi s'en tenir aujourd'hui pour être fixés sur tous les points.

Au sujet du quatrième paragraphe, je vous fais cette laconique et méritée réponse :

Celui qui doit le premier avoir de la pudeur, c'est le journaliste, qui fait un métier qui l'expose à des inconvénients s'il lui procure quelque avantage.

Il serait étonnant qu'un journal qui ne paye ni timbre ni cautionnement, en qualité de journal scientifique, pût se permettre de laisser passer dans ses colonnes des attaques directes ou indirectes contre un tiers, sans qu'il fût loisible à ce tiers de se défendre, lui, comme ses écrits, pièces en main, contre son adversaire, et de l'acculer définitivement. La défense est le droit strict de la science comme de la personne, quand l'une et l'autre sont mises en jeu ; et, forcer quelqu'un à parler de lui, quand une seule citation précise pouvait couper court à tout, c'est donner le droit de retourner au journaliste la malencontreuse observation qu'il fait. Vous devriez, monsieur, mettre une certaine pudeur à ne point laisser passer les anachronismes scientifiques préjudiciables à autrui, et avoir ensuite le bon goût de rester neutre dans une pareille question.

D<sup>r</sup> ABEILLE.

Nous avions déclaré à M. le docteur Liégeois que nous étions de taille à défendre nos droits contre qui que ce soit.

La reproduction textuelle de notre polémique avec cet honorable confrère permettra, nous l'espérons, à nos lecteurs de bien juger si nous avons tenu notre promesse. Devant l'Académie des sciences, la première et, à juste titre, la plus réputée de toutes les tribunes scientifiques du monde, nous avons obtenu, comme on a pu s'en convaincre dans l'Avant-propos, pleine et entière réparation.

A la Société de chirurgie, où la science se fait un peu *pro familia*, un étranger ne peut guère faire rectifier dans les bulletins de cette Société, publiés assez irrégulièrement, les erreurs commises par l'un de ses membres dans un rapport ou une discussion.

C'est ce motif qui nous a fait prendre à partie M. Liégeois dans la Gazette des hôpitaux, où il avait inséré *in extenso* son rapport, et où nous avions le droit de relever ses erreurs à notre égard.

Après lui avoir mathématiquement prouvé, sans prendre garde à ses petites railleries ou à ses velléités de sarcasme, que loin d'avoir eu de la courtoisie envers nous dans son rapport, il avait tout simplement, à propos d'une question incidente d'expériences de MM. Legros et Onimus, commis à notre égard un déni de justice prémédité ou non; après avoir démontré qu'il avait aggravé ce déni de justice par des expédients peu en harmonie avec la science, et que nous avons dû relever, nous avons hautement témoigné que si nous avons pour habitude de ne jamais attaquer personne, de ne jamais nous annexer le bien d'autrui, nous avons, par contre, toute la vigueur et l'indépendance nécessaires pour nous défendre si l'on nous attaque, et pour faire rentrer les faits dans leur ordre respectif si quelqu'un, quel qu'il soit soit, tente de nous dépouiller du fruit de nos travaux.

La question reste après cela souverainement jugée. L'électricité appliquée à combattre les accidents produits par les inhalations de chloroforme reste notre découverte, autant sous le rapport de l'initiative que sous celui de la démonstration clinique et expérimentale.

Personne au monde ne pourra plus nous la contester, de même qu'il n'appartient plus à personne désormais d'enrayer la marche que doit naturellement suivre cette puissante question de thérapeutique.

FIN.

# TABLE DES MATIÈRES.

FIN DE LA TABLE DES MATIÈRES.

Paris. — Imprimerie Gusset et C°, rue Racine, 26.

www.ingramcontent.com/pod-product-compliance
Lightning Source LLC
LaVergne TN
LVHW020540060726
842525LV00004B/1247